ÉTUDE

SUR LA

SUBLUXATION SPONTANÉE DU POIGNET

EN AVANT

PAR

LE Dr JOSEPH FÉLIX

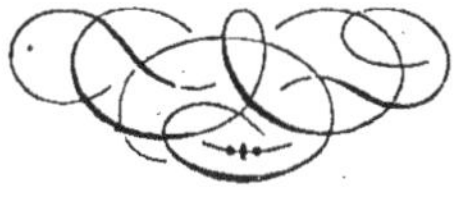

LYON

IMPRIMERIE NOUVELLE

52, Rue Ferrandière, 52

1884

ÉTUDE

SUR

LA SUBLUXATION SPONTANÉE DU POIGNET EN AVANT

ÉTUDE

SUR LA

SUBLUXATION SPONTANÉE DU POIGNET

EN AVANT

PAR

LE Dr JOSEPH FÉLIX

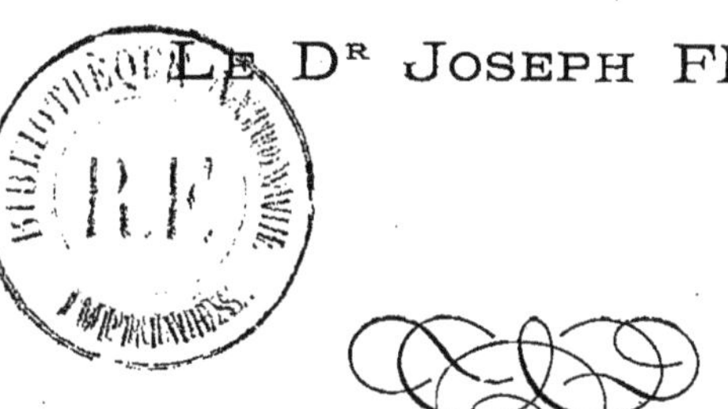

LYON

IMPRIMERIE NOUVELLE

52, Rue Ferrandière, 52

1884

AVANT-PROPOS

Ayant eu l'occasion d'observer dans le service de M. le professeur Léon Tripier une déformation assez curieuse du poignet, que notre maître crut devoir rattacher au type de lésion décrit en Allemagne sous le nom de subluxation spontanée du poignet, j'ai recherché les cas similaires signalés dans les auteurs. Je me hâte de dire que ces cas sont très rares. Ils ont passé, en quelque sorte, inaperçus, puisque l'affection en question ne se trouve pas décrite, à proprement parler, dans les auteurs classiques. Quelques mots sur la question, dans les cliniques de Dupuytren, une observation de Bégin, qui fait l'objet d'une communication à l'Académie de médecine ; une autre personnelle de Malgaigne, qu'il rapporte dans son *Traité des fractures et des luxations* ; enfin, une mention faite par Nélaton, d'une pièce recueillie par Boinet, et c'est tout.

Il faut arriver à l'année 1878 pour trouver le premier et seul travail d'ensemble qui ait été décrit sur ce sujet ; il est de Malelüng et a paru dans le compte rendu du sixième Congrès des chirurgiens allemands. A cette occasion, il s'engagea une discussion entre quelques-uns des membres présents, mais elle ne changea rien aux conclusions de l'auteur du mémoire.

Depuis lors, il n'a rien paru, à notre connaissance du moins, sur ce sujet. Il nous a paru intéressant de rassembler ces documents épars, en y ajoutant les faits qui nous sont personnels, pour en faire l'objet de notre thèse inaugurale.

Nous regrettons de n'avoir pas eu l'occasion de faire une autopsie ; mais les caractères cliniques suffisent pour établir l'identité de l'affection, et les données précises fournies par Madelüng prouvent bien que l'on a affaire à une déformation articulaire. Reste à savoir si le processus est toujours le même dans chaque cas. C'est ce qui fera l'objet d'une étude spéciale.

La marche que nous avons adoptée est très simple : nous commençons par relater toutes les observations que nous avons pu recueillir (sauf deux ou trois intercalées dans le texte) ; puis nous donnons une description aussi complète que possible de l'affection. et nous terminons par quelques indications nouvelles relativement au traitement.

Avant de terminer cet avant-propos, que notre maître, M. le professeur Léon Tripier, nous permette de le remercier pour la bienveillance qu'il nous a témoignée en maintes circonstances.

Enfin, nous prions M. le docteur Cassidanius et M. Gangolphe, chef de clinique chirurgicale à la Faculté de médecine de Lyon, de recevoir l'expression de notre vive reconnaissance, pour le réel service qu'ils nous ont rendu, en nous secondant activement dans la traduction du mémoire allemand de Madelùng, seul ouvrage connu sur la question, et que nous aurons si souvent l'occasion de citer.

ÉTUDE
SUR LA
SUBLUXATION SPONTANÉE DU POIGNET
EN AVANT

OBSERVATIONS

OBSERVATION I

(Madelùng)

Cette observation, la première de Madelùng, date de 1868. Elle fut fournie par une jeune paysanne de 18 ans, bien portante d'ailleurs, dont les deux poignets étaient atteints d'une subluxation en avant extrêmement accentuée.

La planche que nous rapportons à la fin de ce mémoire est empruntée à Madelùng et reproduit exactement cette subluxation du poignet en avant. Cette subluxation est surtout apparente quand on observe le bras du côté cubital (fig. 1).

L'avant-bras est normal. La peau tendue laisse distinctement percevoir la saillie du cubitus, dont l'apophyse styloïde et la surface articulaire sont visibles et facilement palpables.

La main normale est inclinée du côté palmaire. L'épaisseur du poignet est presque double de ce côté. Considérée du côté radial, la main ne paraît pas aussi déformée, car les tendons extenseurs (fig. 2), recouvrent la dépression si nette au-devant de la surface articulaire cubitale. Si l'on relâche les tendons en maintenant la main dans l'extension, on constate facilement à la palpation du radius qu'une partie de sa surface articulaire est libre et perceptible au doigt. On voit que le rebord de sa surface articulaire est proéminent et arrondi.

Il est impossible d'étabir une comparaison avec l'autre côté, qui est le siège d'une semblable lésion.

La face palmaire présente une forte saillie tendineuse formée par les fléchisseurs du carpe, radial et cubital, et le long palmaire. La vue et le toucher permettent d'admettre que les surfaces articulaires de la première rangée des os du carpe ne peuvent plus se mettre en contact avec le bord le plus inférieur de la surface articulaire du radius, et que cette même rangée a complètement perdu tout rapport avec le cubitus.

Les symptômes observés étaient les suivants : Douleur assez vive quoique difficile à localiser même par la pression sur les surfaces articulaires. Elle s'est manifestée dans l'articulation radio-carpienne, dès le début de la lésion osseuse. Mouvements douloureux surtout pour la flexion dorsale. La douleur est ressentie, face palmaire et face dorsale. La flexion dorsale presque entièrement abolie arrive à peine à l'extension moyenne sous l'action des extenseurs. La flexion palmaire, au contraire, est libre et même augmentée. Il existe dans l'articulation médio-carpienne une certaine mobilité des deux rangées du carpe l'une sur l'autre. Enfin la jeune fille déclarait être dans l'impossibilité à peu près complète de travailler.

OBSERVATION II

(Madelùng).

Trois ans plus tard, en 1871, Madelùng observe une subluxation spontanée du poignet sur une jeune fille de 16 ans, appartenant à une famille aisée de Cologne. Cette fois, la lésion siégeait seulement sur le poignet droit. Les symptômes étaient ceux précédemment décrits.

OBSERVATION III

(Madelüng)

Un tanneur de 25 ans, porteur d'une subluxation bilatérale fournit les renseignements suivants : A la suite d'un rude travail consistant surtout à soulever continuellement des peaux à tanner, ses deux poignets étaient devenus très douloureux et les deux cubitus s'étaient subluxés. Après quelque temps, les douleurs avaient disparu d'elles-mêmes, mais ce qui l'avait frappé, c'est qu'il ne pouvait plus plier comme avant ses mains en arrière.

OBSERVATION IV

(Madelüng)

En 1875, se présenta à la clinique Maria Spaecht, de Gaüsheim, âgée de 35 ans. Elle accompagnait un enfant qui souffrait d'une arthrite du genou. Je découvris bien par hasard que la main gauche de Maria était le siège d'une subluxation en avant. Cette déformation était plus considérable encore que celles que j'avais observées jusqu'alors et plus accentuée que celle de la planche rapportée à la fin de ce mémoire. Cette femme raconta que, étant jeune fille, elle avait souffert beaucoup sans motif connu du poignet gauche, même après des frictions de baume longtemps pratiquées, que, par suite, elle avait dû renoncer à tout travail journalier de sa maison.

Depuis plusieurs années déjà, toute douleur avait disparu, et sa main était devenue apte à toutes sortes de travaux. La flexion dorsale était, dans ce cas, presque entièrement abolie.

OBSERVATION V

(Madelùng)

Tel était encore le cas d'un nommé Gerber Antoine, de Arveiler, qui prétendit être porteur d'une luxation spontanée depuis l'âge de 14 ans. Maintenant, âgé de 25 ans, il pouvait accomplir tous les travaux de son emploi.

OBSERVATION VI

(Malgaigne)

Un enfant de 8 à 9 ans avait eu l'avant-bras pris dans un engrenage et le radius brisé à sa partie moyenne ; mais il en était bien rétabli. Trois ans après, en servant un maçon qui lui faisait porter de trop lourds fardeaux, il commença à sentir une douleur vers l'extrémité inférieure du cubitus qui, peu à peu, fit saillie en arrière. Sa mère le retira de chez son maître; mais le déplacement continua de s'accroître, sans gonflement, sans gêne de mouvements, sans autre douleur que celle déjà indiquée, et, au bout de 18 mois, le carpe était complètement luxé en avant. J'ai vu ce malade à l'âge de 36 ans; le carpe, remonté à plus de deux centimètres au-dessus de l'apophyse styloïde du cubitus, était en même temps écarté de cet os, de telle sorte que le diamètre antéro-postérieur du poignet était en ce point de 5 centimètres et demi, et se réduisait à 4 centimètres et demi en rapprochant les os par une simple pression. Près de l'apophyse styloïde radiale, le carpe ne remontait pas à plus de 1 centimètre, et le diamètre antéro-postérieur n'allait qu'à 4 centimètres ; mais il faut ajouter que le bord articulaire du radius était très déprimé et comme incliné en avant. Enfin, au-dessus du carpe, à la face antérieure du radius, on sentait une saillie osseuse, née de ce dernier os, et qui paraissait y adhérer.

Tous les mouvements étaient libres et faciles, la flexion de la main en avant égale à celle du poignet sain, la flexion en arrière notablement moindre ; la pronation moins complète aussi, mais la supination très complète. La luxation était d'ailleurs irréductible.

OBSERVATION VII

(Service de M. le professeur Tripier).

Marie Rive, 15 ans, entre, le 3 mai 1884, à l'Hôtel-Dieu de Lyon, salle Ste-Anne, service de M. le professeur L. Tripier. Sa mère est morte, il y a cinq ans, d'affection rhumatismale. Elle a encore son père et deux frères bien portants. Personne, dans sa famille, n'offre de déformation analogue à celle dont elle est porteur. Comme antécédents pathologiques, la malade n'accuse que quelques poussées impétigineuses du cuir chevelu et des engorgements ganglionnaires dans l'enfance. Pas d'autres symptômes de scrofules : ni kératite, ni otorrhée. De même aucun signe de rachitisme.

La base du nez est large, grâce au développement considérable des os propres du nez. Dentition excellente. Les dents très bien plantées, n'offrent ni stries longitidunales, ni stries transversales. Conformation normale de la voûte et du voile palatins.

La malade est lisseuse de son état ; elle n'a vu aucune de ses compagnes atteinte de déformation analogue.

Au dire de la malade, l'affection qui l'amène daterait d'un an seulement. Jusqu'à cette époque, ses poignets auraient eu une conformation et des mouvements normaux.

C'est insensiblement que la déformation se serait produite. Comme symptômes subjectifs, elle n'a présenté qu'un peu de sensibilité des épiphyses cubitales inférieures à une forte pression. La déformation s'est produite en même temps des deux côtés, seulement plus accentuée à gauche.

Les difficultés apportées par cette déformation aux mouvements des mains, rendant impossible à la malade l'exercice de sa profession, l'ont décidée à entrer à l'hôpital.

A son entrée, on constate une subluxation en arrière de l'extrémité inférieure du cubitus, des deux côtés. Cette subluxation est beaucoup plus marquée à gauche. Quand on examine les avant-bras de côté, on constate que le poignet a pris très nettement la forme du dos de fourchette. Lorsque la main est étendue sur l'avant-bras, le plan passant par l'avant-bras paraît être de deux centimètres environ plus élevé que celui passant par le dos de la main. Ces deux plans superposés ont une direction presque parallèle. Cette déformation, qui est beaucoup plus accusée à gauche, paraît due à la saillie considérable que fait la tête du cubitus en arrière.

Les rapports du radius et du cubitus, quant à leur longueur, ne paraissent pas modifiés. Dans la supination, l'apophyse styloïde du radius paraît de 4 à 5^{mm} plus basse que celle du cubitus. Rien d'anormal du côté de la continuité des deux os de l'avant-bras et de l'humérus. La malade étant peu musclée, son épitrochlée semble faire une saillie considérable.

Les mouvements du poignet, surtout à gauche, sont considérablement gênés. La malade tient sa main en demi-pronation et malgré ses efforts, ne peut ramener sa paume en avant. En même temps, la partie interne de la main est abaissée.

Passons maintenant à l'examen des muscles : tout d'abord, il ne paraît pas qu'il y ait d'atrophie du côté d'un système de muscles déterminé. La jeune fille est très peu musclée et c'est ce qui permet aux saillies osseuses, en particulier à l'epitrochlée, de paraître si proéminentes.

Mais ce qui frappe également à l'examen, c'est lors de l'extension moyenne de la main sur l'avant-bras, la saillie de deux cordes formées par les muscles grand et petit palmaires. Cette contracture augmente encore quand on veut exagérer l'extension. Elle est moins marquée, au contraire dans la flexion et même, dans certaines positions que prend parfois la malade, elle semble disparaître entièrement.

L'examen électrique permet de voir que tous les muscles se contractent également bien. Il permet aussi de voir que, sous l'influence d'une forte contraction des extenseurs de la main sur l'avant-bras, la difformité des poignets et la subluxation des cubitus tend à disparaître. Cette action est surtout produite par le cubital postérieur, et mieux encore par la contraction combinée de ce muscle et des deux radiaux.

L'excitation, au contraire, des fléchisseurs, ne paraît pas avoir d'action sur la difformité qui ne s'accuse pas quand on les électrise.

L'examen de la sensibilité montre qu'il n'y a ni d'anesthésie, ni hyperesthésie ; mais la pression révèle de la douleur au niveau de l'apophyse styloïde du cubitus. L'articulation radio-carpienne a d'ailleurs été le siège de douleurs peu intenses pendant le développement de la déformation actuelle.

L'état général de la malade est bon.

Du mois de juin au mois d'octobre, le traitement a consisté en un appareil contentif fixant la main en extension et en séances d'électrisation.

On a fait, pendant ce temps, trois séances par semaine d'application de courants induits sur les muscles extenseurs.

L'appareil contentif était un bandage silicaté de l'avant-bras et de la main, coupé au niveau du poignet. Dans chaque partie du bandage et sur la face dorsale était incorporée une anse de fort fil de fer. Un anneau de caoutchouc passant dans les anses mettait le poignet en extension sur la main.

Le résultat était nul à la fin d'octobre. On fit alors un appareil à traction élastique qui semble promettre un résultat heureux.

L'extension est faite par l'intermédiaire d'un gantelet en diachylon ; la contre-extension est représentée par un silicate limité à l'avant-bras, dans lequel est incorporée une attelle en fil de fer recourbé, munie d'une anse qui dépasse largement la main. C'est à cette anse que l'on fixe un fil de caoutchouc qui tire sur le gantelet, et, par suite, sur la main, et dans une direction telle que la luxation est parfaitement réduite.

La trop courte durée de l'application de cet appareil ne permet pas encore d'affirmer un résultat heureux ; mais la réduction continue de la luxatien le fait espérer.

A ces observations, ajoutons l'énumération des cas analogues signalés par des auteurs qui, sans donner l'observation détaillée, énumèrent seulement le nombre des cas dont ils ont été témoins.

Dupuytren dit avoir vu plusieurs exemples de luxation spontanée. Il ne rapporte, en détail, aucun des cas qu'il a observés.

Bégin a rapporté à l'Académie un cas unique, qu'il avait vu à la clinique de Dupuytren, chez un ouvrier imprimeur. Il mentionne que, dans son cas, une simple traction sur la main suffisait pour redresser la dislocation, mais que spontanément, sous la seule action des muscles fléchisseurs, elle se reproduisait.

Nélaton a cité une pièce trouvée par M. Boinet, sur le cadavre d'une vieille femme : le carpe était luxé en avant, sans trace apparente d'anciennes déchirures. Malgaigne a eu l'occasion d'observer cette pièce.

Büsch en observe deux cas.

Wéber mentionne aussi deux cas de subluxation du poignet.

Czerny a vu deux exemples de cette difformité ;

dans l'un des cas, elle paraît dériver du traumatisme.

Langenbeck a aussi observé plusieurs exemples de cette déformation ; dans les cas qu'il a observés, il y avait manifestement un relâchement primitif des ligaments articulaires.

Hirschberg (de Francfort-sur-le-Mein) a observé deux cas de subluxation du poignet, sur deux jeunes dames qui jouaient assidûment du piano.

SYMPTOMATOLOGIE

Les phénomènes qui accompagnent la subluxation spontanée du poignet peuvent être divisés en signes subjectifs et signes physiques.

Les premiers, qui caractérisent principalement le début de l'affection, sont le plus souvent obscurs et font rarement le sujet de l'observation du médecin. Dans les différentes observations que nous rapportons, c'est à peine s'il en est question. Aussi, avons-nous tenu à interroger d'une façon bien complète la malade qu'il nous a été donné de voir, dans l'espoir d'élucider en partie la symptomatologie, l'étiologie et le mécanisme de cette affection.

La douleur, qui est d'ordinaire le premier symptôme, est peu marquée et sans caractères bien définis. Pas assez vive pour attirer sérieusement l'attention du malade, elle lui permet longtemps encore de continuer ses travaux. Jamais elle ne se déclare brusquement après un mouvement violent, une distorsion ou une contusion de l'articulation, mais c'est peu à peu, insensiblement, qu'elle s'établit. Jamais non plus elle ne s'accompagne de gonflements, de rougeur, ni de chaleur de l'article. Rien enfin ne peut faire soupçonner au malade le plus observateur de lui-même, le danger qui le menace.

Cependant, il est quelques cas, fort rares du reste, où la douleur se déclare assez violente, dès le début, pour nécessiter le repos absolu.

Le siège exact de la douleur est difficile à localiser. C'est le poignet tout entier qui souffre, sans points douloureux nettement circonscrits. La pression, même sur les surfaces articulaires, face palmaire et face dorsale, ne l'exagère ni ne la réveille. Enfin, cette douleur est essentiellement liée à l'activité du poignet : ce sont les mouvements qui sont douloureux, non l'articulation. Parmi les mouvements, ceux d'extension sont plus spécialement douloureux. La flexion, au contraire, s'exécute, dans la plupart des cas, d'une façon presque aussi complète qu'à l'état normal. Quant aux mouvements de latéralité, sauf quelques cas isolés, ils paraissent peu limités, et, dans ce cas, c'est tantôt l'abduction, tantôt l'adduction qui est gênée. Chaque fois qu'un mouvement est douloureux, la souffrance est également ressentie du côté palmaire et du côté dorsal. On ne saurait mieux comparer cette douleur qu'à celle que provoquent les moindres mouvements, lors de grande courbature.

Ces symptômes douloureux, sans signes physiques appréciables (ni gonflement, ni rougeur, ni chaleur), avaient, en Allemagne, fait donner à cette affection le nom de *Nevralgie articulaire*. Cette expression, qui n'est plus à discuter lorsque la lésion a acquis tous ses caractères, donne assez bien l'idée que l'on peut s'en faire avant l'apparition de la déformation.

Disons encore que cette douleur ne persiste pas, que bientôt elle disparaît, tandis que la difformité continue à s'accroître graduellement, entraînant avec elle la gêne des mouvements.

La gêne qui accompagne la douleur est presque aussi variable qu'elle dans ses caractères. Peu marquée au début, elle cède rapidement au repos, laissant libre le jeu de l'articulation jusqu'à la première fatigue. L'extension surtout reste entravée et demeure moindre qu'à l'état normal.

A ce moment, il est bien probable qu'une cause quelconque supprimant la douleur, une injection de morphine, par exemple, rendrait toute liberté à l'articulation.

Plus tard, cette gêne, qui ne dépend plus de la douleur, souvent disparue à cette période, est entièrement sous la dépendance de la déformation du radius et en raison directe de cette déformation. A ce moment, la déformation est constituée et l'obstacle est invincible.

L'inspection des figures explique suffisamment quel trouble remarquable en est la conséquence. La coupe longitudinale (fig. 5) indique nettement la cause de cette gêne. En effet, à chaque effort, la protubérance qui a poussé à la place du bord tranchant postérieur de la surface articulaire du radius, vient se butter à la face dorsale des os du carpe. Les mouvements sont donc très limités en arrière, et, soit active, soit passive, l'extension est abolie. La flexion, au contraire, s'exécute sans nul obstacle et paraît même plutôt augmentée qu'amoindrie. Il en est ainsi dans notre cas, et sur le sujet qui avait fourni à Madelùng la pièce anatomique dont il donne la description.

A ces signes subjectifs si peu accusés, correspondent des signes physiques bien déterminés.

Ce qui frappe immédiatement, c'est l'épaisseur considérable du poignet. Dans le cas de Malgaigne, le diamètre antéro-postérieur atteint jusqu'à 5 centimètres 1/2. Le diamètre transversal n'est pas sensiblement augmenté. La subluxation est surtout manifeste, si on observe le poignet de profil du côté cubital. *La main* et les doigts sont en demi-flexion. La région carpo-métacarpienne est raccourcie dans le sens de sa longueur. La main, en elle-même, est, pour tout le reste, parfaitement normale mais légèrement inclinée sur la face palmaire. En avant du poignet, on trouve une forte saillie remarquable par sa convexité transversale et formée par le carpe qui semble remonté sur la face antérieure de l'avant-bras.

L'*avant-bras* est apparemment bien conformé. Les muscles sont sains dans la plupart des cas. Cependant, il n'est pas rare d'observer la contracture des muscles fléchisseurs. A ce propos, nous devons signaler une particularité intéressante. En effet, il semble que, la contracture des muscles fléchisseurs s'ajoutant à la modification des surfaces articulaires, il doive en résulter forcément une disposition angulaire du poignet avec l'avant-bras. Pourtant, il n'en est pas ainsi. Les axes de la main et de la moitié supérieure du radius sont parallèles entre eux. Cette disposition paraît produite et par l'activité constante des extenseurs, et aussi par le poids de la main dans la situation du repos, lorsqu'elle pend librement à côté du corps. Sous la peau, qui est normale et visiblement tendue, l'extrémité inférieure du cubitus fait une saillie très distincte. L'apophyse styloïde du cubitus et sa surface articulaire sont nettement dessinées sous la peau et perceptibles au doigt.

Si on considère le poignet du côté radial, la main ne paraît pas aussi nettement ni aussi franchement subluxée que si on l'examine en avant, car les tendons extenseurs, qui vont de l'avant-bras au dos de la main, recouvrent comme un pont et remplissent la dépression profonde qui était si manifeste et si frappante en avant de la surface articulaire du cubitus.

Du côté radial, le diamètre antéro-postérieur paraît également presque doublé.

Afin de se rendre exactement compte de la déformation, il est nécessaire de fixer la main dans la flexion dorsale. Dans cette position, les tendons des extenseurs sont aussi relâchés que possible et permettent d'arriver immédiatement sur l'articulation. Palpe-t-on alors avec soin le radius de haut en bas, il est facile de constater qu'une grande partie de la surface articulaire radiale est libre et directement perceptible au doigt. On remarque, en même temps, que ce bord postérieur de la surface articulaire qui, à l'état normal est aigu et tranchant, est devenu mousse et arrondi. Si l'on peut, alors que la maladie ne s'est déclarée que d'un seul côté, établir une comparaison avec le radius du côté sain, on voit que toute l'épiphyse inférieure du radius du côté déformé a subi une légère inclinaison du côté palmaire. En examinant le dos de la main et de l'avant-bras, dans la position moyenne entre la flexion et l'extension, on observe, dans quelques cas, une légère abduction radiale ; dans d'autres, une légère abduction cubitale de la main.

Les os du carpe ne sont mobiles sur les os de l'avant-bras que dans une très faible limite. Cependant, si l'on repousse le poignet dans la direction du cubitus, on observe que, dans ce mouvement, le carpe se rapproche légèrement du cubitus. Les rapports avec cet os sont entièrement perdus : il y a luxation complète. Entre le radius et le carpe, au contraire, il n'y a pas plus de mobilité que dans une articulation radio-carpienne normale. Un coup d'œil jeté sur la planche montre suffisamment que la saillie, formée par le bord supérieur de la surface articulaire radiale, empêche tout déplacement en haut des os du carpe. Toutefois, si l'on exerce une traction sur la main, suivant l'axe de l'avant-bras, et que l'on presse en même temps sur la face palmaire des os du carpe, on obtient un commencement de réduction : mais, dès que l'on cesse la traction, le résultat obtenu est annulé et l'ancienne déformation se reproduit.

C'est même le degré de facilité de réduction qui différencie les cas.

Les deux rangées du carpe n'offrent entre elles aucune mobilité anormale ou du moins ce fait est très rare et ne s'observe nullement dans notre cas.

En examinant la face palmaire, on est frappé de la saillie des tendons fléchisseurs et parmi eux du long palmaire et du fléchisseur superficiel.

Un examen sérieux et attentif de la lésion suffit pour montrer la gravité de cette dislocation de la main dans les cas très accentués. Mais s'il est déjà facile de comprendre en examinant attentivement cette lésion sur le vivant, que la première rangée des os du carpe a perdu tout rapport avec la surface articulaire du cubitus, ou du moins avec le cartilage triangulaire qui, normalement, établit le contact, à plus forte raison est-il facile de s'en rendre compte en examinant la copie des pièces résultant de l'autopsie faite par le docteur Madelùng.

Durée d'évolution

La déformation de l'extrémité inférieure du radius est considérable et la subluxation est très nette. Il est bien évident qu'il y aurait intérêt à connaître la durée d'évolution de cette déformation. Malheureusement la marche lente et graduelle de la lésion, son début insidieux et sans phénomènes douloureux bien arrêtés, permettent assez difficilement aux malades de préciser la date exacte du début. La plupart des patients font remonter les premières atteintes du mal à un an ou deux. Quelle foi ajouter à ce dire ? Une affirmation si peu précise n'a d'ailleurs pas grande valeur pour déterminer exactement au bout de combien de temps peut se produire une subluxation aussi nette que celle décrite comme type. Un fait remarquable que Madelùng eut l'occasion d'observer lui permit de déterminer avec certitude la durée d'évolution de la subluxation du poignet.

OBSERVATION VIII

Marie Herchenbach, de Belhausen, âgée de 27 ans, vient, le 18 octobre 1876, à la polyclinique chirurgicale avec une synovite crépitante des extenseurs de l'avant-bras droit. Sur la peau du côté palmaire de l'avant-bras droit se trouvait une cicatrice de brûlure grande comme la main, qui datait de sa sixième année. Quoique plus faible que le gauche, son bras droit lui servait pour son travail journalier et fut même surmené en dernier lieu par de gros travaux de cuisine. Un bandage ouaté immobilisa trois semaines son poignet droit et guérit la ténosite.

La patiente reparaît, le 3 mai 1877, à la clinique.

En ce moment, son poignet droit était le siège d'une subluxation en avant. Elle raconte que, à la reprise de son travail et dès les premiers mouvements, les douleurs avaient reparu et s'étaient constamment accrues. Ces douleurs, la rendant presque incapable de tout travail, l'avaient amenée à la clinique.

Comme, depuis une dizaine d'années, ajoute Madelung, mon attention était tournée vers l'étude de cette lésion et que j'avais rencontré des subluxations chez certains individus qui n'avaient ressenti aucune douleur, je crois pouvoir assurer que cet état de subluxation n'existait pas encore en octobre 1876, car il n'aurait pas échappé à mon attention. La lésion avait donc mis six mois à peu près à s'établir.

Cette observation est très nette et on peut sans crainte d'erreur conclure avec l'auteur allemand que la durée d'évolution de la lésion est de six mois environ. Cette durée toutefois est loin d'être absolue. Souvent, en effet, l'évolution d'une subluxation est traversée de longues périodes de rémission, dues soit au repos, soit au changement de travail. D'un autre côté, il est fort probable que, tout en paraissant stationnaire, la lésion doit augmenter graduellement longtemps encore après la constatation de la difformité et que, comme il sera dit plus loin, seul le terme de croissance des os du poignet, vingt-quatrième ou vingt-cinquième année, doit marquer l'arrêt absolu de la déformation.

ANATOMIE PATHOLOGIQUE

Une seule autopsie de cette lésion est rapportée dans la science, c'est celle du Dr Madelùng. Nous allons la rapporter textuellement :

« L'occasion me fut donnée d'examiner anatomiquement une luxation spontanée de la main en avant sur le cadavre d'une jeune fille de 20 ans, bien bâtie, morte de suites de couche et apportée pour médecine opératoire.

« La main gauche était luxée à un tel degré que l'aspect était le même que celui représenté figure 3. Le déplacement était typique.

« Aucun signe d'inflammation osseuse chronique, soit du côté du bras, soit du côté du reste du squelette.

« Je pouvais, sans renseignements plus complets sur l'histoire de la malade, porter, sans crainte d'erreur, le diagnostic de luxation spontanée. Le bras et la main congelés dans un mélange réfrigérant, trois coupes longitudinales furent pratiquées. Un trait de scie passa par la tête de l'os crochu (figure 5) et la cavité articulaire du semilunaire. Une deuxième coupe partagea l'extrémité inférieure du cubitus en deux parties égales (figure 6). La situation des parties osseuses de l'articulation de la main coupée en tranches, fut maintenue fixe par des lames de verre. Je donne les deux esquisses ainsi obtenues.

« Ce sont des réductions, mais toutes les proportions sont soigneusement gardées. Enfin, je joins à cette figure un dessin reproduisant, d'après Henke, une coupe d'une articulation normale, afin de faire mieux ressortir la déviation survenue dans la disposition des surfaces articulaires. C'est la figure 4.

« Je ferai seulement encore remarquer que, sur la coupe, reproduite figure 5, le radius est coupé très près de la surface articulaire cubitale, que, déjà une partie de l'os semi-lunaire est entamée par la scie et qu'il est impossible de reconnaître sur cette figure, la forte inclinaison de l'épiphyse radiale du côté palmaire. »

On le voit, la subluxation est typique et les coupes mettent la lésion elle-même en pleine lumière. Malheureusement, la dissection n'a pas été faite : l'état des muscles et des ligaments n'est pas décrit. Quant à l'examen histologique, il n'en est pas question.

Y avait-il rétraction pathologique des ligaments ?

Les muscles présentaient-ils des groupes atteints de sclérose ou de dégénérescence ? Les nerfs étaient-ils au complet et sans altération ?

Tout autant de questions, bien importantes cependant, qui n'ont pas attiré l'attention de Madelùng.

Malgré tout l'incomplet de ces données, nous essayerons d'étudier cette question le mieux possible.

Tout d'abord, voyons si nous pouvons découvrir la cause et fixer la marche de cette affection.

PATHOGÉNIE

Il est difficile, pour ne pas dire impossible jusqu'à ce jour, de donner la véritable raison, le véritable mécanisme de l'affection qui nous occupe.

Les différents auteurs qui en ont parlé montrent assez, par la divergence de leurs opinions, qu'il n'y a pas encore d'idée bien arrêtée sur ce sujet.

Chacun d'eux invoque une raison particulière. L'un, place le début de l'affection dans l'articulation elle-même : il s'agit d'une inflammation ; pour un autre, c'est une altération des ligaments ; enfin, un troisième accuse les parties environnantes, ce sont les muscles qui, par leur contracture, ont occasionné tout le mal. Voyons un peu l'opinion des différents auteurs.

Pour Dupuytren, pour Wecker, il n'y a qu'un facteur : tout est dans la contraction musculaire ; c'est elle seule qui occasionne la subluxation. Dupuytren donne de la déformation la description suivante : « Parmi les affections de l'articulation du poignet qui ont pu être prises pour de véritables luxations, les suivantes, que nous avons eu assez souvent l'occasion d'observer, doivent être signalées.

« Il existe une espèce de déformation de l'articulation radio-carpienne qui, jusqu'ici, n'a pas été assez étudiée par les chirurgiens et dont certains travailleurs offrent des exemples frappants. On l'observe surtout chez les hommes qui exercent avec les mains des tractions violentes et répétées comme les imprimeurs et les apprêteurs d'étoffes, quand ils font fonctionner le levier de la presse. Sous l'influence de ces efforts continuels, on voit assez souvent les ligaments du poignet se distendre et se comporter de façon à permettre aux os des mouvements plus étendus qu'à l'état normal.

« La racine de la main, qui n'est plus solidement fixée à l'avant-bras, cède à la contraction des muscles fléchisseurs et se place en avant devant les extrémités inférieures du radius et du cubitus. Tous les signes de luxation se présentent, excepté la douleur et l'inflammation.

« La difformité plus ou moins notable et l'affaiblissement des parties sont les seuls inconvénients de cette déformation.

« Le malade parvient ordinairement à la faire disparaître en tirant sur sa main, mais elle réapparaît à volonté et même pendant le repos, et cela par le seul fait de l'action prédominante des muscles qui se trouvent à la face antérieure de l'avant-bras.

« Les gens atteints de cette infirmité ont rarement recours aux soins du médecin.

« La légère incommodité est facilement supportée et elle n'est pas assez conséquente pour les obliger à interrompre ou à cesser leurs occupations. »

Dupuytren fait donc jouer un rôle considérable aux contractions musculaires répétées.

Cette explication rend très-bien compte du relâchement ligamenteux et du chevauchement articulaire, mais n'explique pas la déformation osseuse.

Büsch ne donne aucune explication, mais il admet implicitement la contracture pour cause efficiente, puisque en présence d'un cas de subluxation du poignet, il n'hésite pas à pratiquer l'incision sous-cutanée du fléchisseur du carpe et du long palmaire. Il cherche alors à réduire la luxation, mais sa tentative échoue, car, malgré cette opération, les parties articulaires ne restent pas en contact et la lésion se reproduit. Ce fait tendrait à renversr la théorie de Dupuytren et de Weber.

Malgaigne trouve la cause de cette lésion dans « un simple relâchement des ligaments, sans autre cause organique appréciable. » Voici, du reste, comment il explique cette luxation, qu'il nomme *luxation pathologique* : « Je mettrai, dit-il, en première ligne un relâchement qu'on pourrait dire *essentiel*, attendu qu'on ne sait rien de sa nature. Sans aucune distension mécanique, sans inflammation, et le plus souvent sans douleur, il arrive qu'une articulation a perdu de sa solidité, et que les os s'écartent et se disjoignent, soit sous la pression du poids du corps, soit sous l'action musculaire. » En effet, les os ne sont plus alors exactement maintenus en rapport par les ligaments : survienne une cause adjuvante, ils perdent leurs rapports normaux, et la luxation se poduira. « Sous l'influence de tractions brusques, violentes, souvent répétées, comme en font les imprimeurs et les apprêteurs de drap, en tirant le levier de la presse, les ligaments radio-carpiens se relâchent, le carpe glisse en avant des os de l'avant-bras, sans douleur, presque sans gêne des mouvements. Une simple traction sur la main suffit d'ordinaire pour réduire le déplacement, qui se reproduit à volonté ou spontanément, sous la seule action des fléchisseurs. »

Il est impossible de mieux résumer, en quelques mots, les symptômes et la marche de cette lésion. La cause n'en reste pas moins obscure. Autant alors, dit avec raison Madelùng, attribuer le genu valgum et la scohose au simple relâchement des ligaments : théorie inadmissible et qui, du reste, n'a jamais trouvé de défenseur.

A côté de ces théories, on peut ranger l'opinion d'un grand nombre d'auteurs, qui n'ont vu là que le résultat d'une inflammation chronique des os, une carie sèche, à peu près semblable à celle qui se rencontre si fréquemment à l'épaule et à la hanche. Cette explication n'est justifiée ni par la marche, ni par la terminaison de la maladie. Nous ne nous y attacherons pas.

Wolkmann range avec raison cette difformité dans le même groupe que les déformations produites chez les enfants et les individus jeunes, par une cause mécanique qui, entravant le développement normal des os, provoque des vices de conformation, même sur des articulations saines. Le poids du corps, le surmenage de l'articulation sont, sans contredit, deux des causes pouvant jouer le plus grand rôle dans la déformation de certaines articulations : dans ce groupe, on peut citer le pied valgus, le genu valgum, la scoliose.

Ces troubles, se passant de préférence dans certaines articulations pourraient peut-être bien relever d'autres lois se rattachant à celles de la croissance des os, et, en outre, aux exigences sociales. M. le professeur Ollier, à qui l'on doit de si belles études sur la nutrition des os, a bien démontré que le radius et le cubitus s'accroissant par en bas, c'est là aussi que se produisent plus facilement les déformations. Cette cause, déjà bien suffisante pour expliquer la fréquence de la subluxation du poignet, est encore corroborée par ce fait, que le poignet est aussi de toutes les articulations du membre supérieur, la plus prédisposée à la fatigue et au surmenage. C'est là, en effet, que se passent presque tous les mouvements du bras dans les diverses professions. Si nous cherchons par comparaison ce qui se passe dans les membres inférieurs, nous voyons toujours d'après les recherches de M. Ollier, que c'est dans l'articulation du genou que se fait l'accroissement en longueur du membre inférieur : c'est donc au niveau de cette articulation que doivent se rencontrer le plus souvent les déformations du membre inférieur, si la loi que nous établissons a quelque réalité. La fréquence du genu valgum confirme assez cette manière de voir. Aussi, tandis que le coude et l'articulation tibio-tarsienne n'ont que peu de tendance à subir une déformation locale primitive, mais seulement à subir le contre-coup des déformations voisines, voyons-nous souvent le poignet et le genou être le siège de troubles variés de croissance et de nutrition. Ne pourrait-on pas objecter que cette lésion osseuse n'est que secondaire, qu'il n'y a de primitif que la contracture musculaire et à sa suite l'immobilisation de l'article? Les conséquences sont connues : c'est une altération des surfaces articulaires. En effet, M. Tessier père, professeur honoraire de clinique médicale, a montré dans un travail entrepris sous l'inspiration de Bonnet qu'il était arrivé à déterminer de nombreuses lésions articulaires chez des animaux dont les membres avaient été immobilisés pendant quelque temps. Le fait dominant de ces recherches est surtout une destruction partielle des cartilages articulaires. Quel est le bien fondé de cette objection, étayée sur de si concluantes études? Ce fait vient-il infirmer notre théorie? En aucune façon. Dans les expériences de M. Tessier, l'âge des animaux est peu important : étaient-ils en pleine croissance ou cette croissance était-elle achevée, la lésion était identique et portait surtout sur la synoviale et les cartilages articulaires. Quelques jours de mouvements sagements combinés suffisaient toujours à réparer ces désordres. Est-il nécessaire de rapporter l'exemple journalier que nous offrent les malades tenus en appareil plâtré pendant 1, 2 et 3 mois, et recouvrant, après quelques jours de gêne, la totalité de leurs mouvements? Les lésions, dues à l'immobilisation, sont donc, le plus souvent, négligeables ou tout au moins transitoires. Cependant, il est dans la science quelques exemples où l'usure osseuse, suite d'immobilisation, était considérable et est devenue lésion irréparable. Ainsi, M. Cruveilhier fait figurer, dans son atlas d'anatomie pathologique, un poignet dont le radius présente, creusée sur sa face antérieure, une nouvelle cavité articulaire ressemblant assez bien à notre déformation. Mais dans ce cas, très rare du reste, il n'a pas fallu, pour produire ce résultat, moins de 25 à 30 ans de position fixe, et cela chez une vieille femme de la Salpétrière, dont le bras paralysé était, par le fait, exposé à la névrite secondaire et aux troubles trophiques les plus variés.

Rien de semblable dans le cas dont nous nous occupons : la preuve, c'est que le cartilage de la surface articulaire radiale, qui a conservé ses rapports avec la première rangée des os du carpe, est sinon absolument normal, du moins très peu altéré. Il est donc impossible d'admettre l'usure de l'os, et si la portion antérieure de la surface articulaire radiale est en retrait sur la partie postérieure, on est bien forcé d'y voir une autre cause que celle agissant dans les cas de MM. Tessier et Cruveilhier.

Quelle est donc la lésion primitive? A quelle idée nous arrêter au milieu de cette divergence des opinions des maîtres? Nous venons d'abandonner successivement la contracture musculaire de Dupuytren et de Weber — le simple relâchement des ligaments de Malgaigne, — l'immobilisation de Tessier et Cruveilhier, enfin, l'arthrite chronique rhumatismale, ou autre de la plupart des auteurs ; que reste-t-il pour expliquer ce trouble articulaire si accentué et si net ?

Il reste une opinion peu connue en France, bien exposée par le Dr Madelùng, qui l'a défendue dans deux Congrès succesifs des chirurgiens allemands. C'est aussi celle que nous adoptons et que nous allons essayer de défendre.

L'exposé de cette théorie est tout entier contenu dans ces deux lignes de Madelùng : « J'attribue, dit-il, la luxation spontanée du poignet en avant, à un *trouble de croissance de l'articulation.* »

Nous allons tenter de démontrer que le mécanisme, la marche et la terminaison de cette singulière affection sont suffisamment expliqués par cette théorie du trouble de croissance.

Par cette expression de trouble de croissance de l'articulation, on voit qu'il s'agit presque uniquement d'une perturbation dans la vitalité du cartilage de conjugaison de l'extrémité inférieure des os de l'avant-bras. Aussi, peut-on, dès maintenant, prévoir que le moment du summum d'activité de ce cartilage sera aussi celui où l'on observera le plus fréquemment la lésion. De même, le moment où le cartilage de conjugaison cessera de fonctionner sera aussi la limite au delà de laquelle disparaîtra la lésion. Conséquemment, il est facile de comprendre que cette affection rare, avant douze ou treize ans, ne sera jamais observée après vingt-cinq ans, moment de la soudure des épiphyses. Si nous observons ce qui se passe dans la pratique, nous voyons que tous les faits viennent confirmer les déductions théoriques et renforcer la théorie admise.

Cependant, le problème n'est pas encore résolu et il reste à expliquer plusieurs anomalies plus apparentesqueréelles. Comment se fait-il par exemple que la lésion du cartilage de conjugaison n'ait pas eu pour conséquence un arrêt d'acroissement et un raccourcissement totat du membre ? Ya-t-il donc deux zones distinctes dans ce cartilage : zone d'arrêt d'un côté, zone d'accroissement exagéré de l'autre? C'est, en effet, ce qui semble avoir lieu, car nul doute qu'un arrêt complet de développement ait succédé à une lésion totale du cartilage. Ceci demande, je crois, à être expliqué. Pour bien se rendre compte du mécanisme de la déformation, il suffit par la pensée de se figurer le cartilage de conjugaison divisé en deux régions: une, antérieure, subissant les pressions répetées du carpe et s'atrophiant; l'autre, postérieure, libre de toute surcharge et continuant de croître librement, peut-être même avec une légère suractivité. Le mécanisme est alors très simple à comprendre : d'un côté, arrêt d'accroissement ; à l'autre, accroissement trop rapide, d'où luxation consécutive. Ces lésions, je crois, seraient faciles à reproduire expérimentalement : il suffirait, en effet, d'enlever moitié du cartilage de conjugaison. Malheureusement, le temps et l'habileté nécessaires nous font une loi de ne pas tenter une telle entreprise. Nous nous contenterons donc de conclure par comparaison tirée d'une expérience assez semblable de

M. Ollier. Il enlève à l'un des os de l'avant-bras, radius ou cubitus, le cartilage générateur, la luxation en est la conséquence. Il nous reste à déterminer maintenant quelles circonstances sont nécessaires pour provoquer ce trouble et comment la répétition, même longtemps prolongée du même mouvement, peut dans quelques cas aboutir à la subluxation. Nous croyons ne pouvoir mieux l'expliquer qu'en rapportant ce que dit Madelùng à ce sujet : « La marche mécanique de cette déformation, qui a pour effet la subluxation de la main en avant, me paraît d'après mes recherches anatomiques être la suivante: Les muscles de flexion forment une masse de substance contractile, beaucoup plus considérable que celle des muscles extenseurs. Leurs tendons passent presque exclusivement au-dessus de l'épiphyse antérieure du radius avant d'arriver au niveau des os du poignet et d'aller plus loin. Aussi, chaque flexion palmaire poussée à l'extrême, doit-elle exercer une pression sur l'épiphyse antérieure du radius, d'autant plus énergique que le poignet s'incline davantage et s'approche de la face palmaire. De la répétition de cette pression et de cette traction naît un trouble de croissance qui courbe l'axe du radius du côté palmaire. Par suite, chez des individus qui sont en période de croissance, chez lesquels les ligaments et les os sont faibles, nous devons assister à des troubles de structure des os et de l'appareil ligamenteux. Une pression trop forte surcharge les arêtes antérieures de la surface articulaire du cubitus et amène leur atrophie. Le bord postérieur, au contraire, de la surface articulaire du radius, étant déchargé de toute pression, continue à s'accroître comme le condyle interne du fémur dans le genu valgum. »

Pour Madelùng, la subluxation du poignet repose donc presque toute entière sur des troubles de croissance dus au surmenage. La répétition du même mouvement agirait en comprimant une portion de l'extrémité articulaire radiale, dont le développement serait entravé par ce fait. En effet, la pression diminue l'os en un point, tandis que l'absence de pression le laisse croître surabondamment dans un autre. Comme l'articulation du poignet n'atteint pas sa forme définitive dans le premier âge de la vie, elle se modifie continuellement, par le travail journalier, jusqu'au terme de la croissance des os.

En cela, Madelung s'inspire, en les modifiant quelque peu, des idées que Huter développe dans son *Traité des Recherches cliniques sur les maladies des articulations*. Dans ce traité, l'auteur décrit, chez les nouveaux-nés, une abduction cubitale du poignet, qu'il attribue à la compression intra-utérine. Elle serait la résultante des pressions du corps utérin, lorsque la mère, pendant la période de gestation, est obligée à un travail pénible, surtout à des mouvements répétés d'extension. Parti de ce principe d'une modification dans la forme des articulations, à la suite de pressions longtemps soutenues, l'auteur va jusqu'à écrire qu'une étude approfondie de ce sujet permettrait de démontrer que la plus grande partie du squelette subit des modifications de forme, variables selon les occupations : « Ces modifications seraient, dit-il, tellement frappantes dans les os du poignet, que l'on pourrait arriver à résoudre le problème suivant : étant donné un os du poignet, déterminer, d'après sa forme, l'occupation de celui qui en était porteur. »

Cette théorie, déjà défendue par Ambroise Paré, pour expliquer le pied-bot congénital, ne suffit pas à faire admettre ces déductions, qui paraissent au moins peu rigoureuses. Comme ceci relève entièrement de la médecine légale, nous n'avons pas à nous en occuper davantage.

Déjà, dans une note lue à la réunion de l'Association française des Sciences médicales de 1875, notre maître, M. Léon Tripier, s'appuyant sur dix années de savantes recherches sur le rachitisme, cherchait à établir, au sujet de la pathogénie du genou en dedans, la part considérable qui, selon lui, revenait aux pressions inégales supportées par les condyles du fémur, dans la station verticale. « Car, dit-il, il y a lieu de se demander pourquoi beaucoup de jeunes malades atteints du genou en dedans ne présentent pas de traces anciennes ou récentes de rachitisme, et pourquoi les deux membres ne sont pas toujours le siège de cette affection ? Dans les huit ou neuf dixièmes des cas, je n'ai pas trouvé les lésions données comme caractéristiques du rachitisme ; dans plus de la moitié des cas, il n'y avait qu'un seul genou d'atteint, et chez ceux qui présentaient la double déformation, il y avait toujours (j'insiste sur ce point) une différence de degré d'un côté à l'autre. »

Seule, l'inégalité de pression explique l'inégalité de la déformation des deux genoux, et la prédisposition de certaines professions à contracter cette affection.

« En effet, considérant que les malades sont ou boulangers ou cuisiniers, ou serruriers, ou menuisiers; en un mot, exercent des professions qui les obligent à se tenir presque continuellement debout, je me suis demandé si cette circonstance d'être debout ne pouvait pas rendre compte des faits observés. On sait, en effet, que, dans la station verticale, il faut bien s'observer pour reposer également sur les deux pieds. Instinctivement, nous prenons une attitude hanchée, autrement dit, nous portons plus sur un membre que sur l'autre. Dans ces conditions, le centre de gravité du côté qui porte, passant plus en dehors qu'en dedans de la ligne fémorale, cette pression plus forte d'un côté au moment où l'accroissement a lieu activement, semblait rendre compte de l'inégalité de développement total.

« Je comparais ce qui se produisait ici à ce qui s'était passé dans les cas cités par MM. Billroth, Langenbeck, Ollier, où, par le fait d'une lésion (cicatrices vicieuses, fractures, ostéites) opposant un obstacle au développement de l'un des os de l'avant-bras, l'autre continuait à croître, mais en se recourbant, parce qu'il était maintenu en rapport avec son congénère par les ligaments radio-cubitaux inférieurs.

« Toujours est-il que la main était déviée, etc. Pour le vérifier directement, je me suis servi d'épingles recourbées et parfaitement pointues des deux côtés, dont l'une des extrémités était plantée dans l'épiphyse et l'autre dans l'extrémité correspondante de la diaphyse du fémur, tantôt en dehors, tantôt en dedans, chez de jeunes lapins et de jeunes chats. J'ai reproduit à volonté des genoux en dedans et des genoux en dehors ; cependant, je n'ai jamais obtenu de déviation très prononcée ; ce qui tient à ce que, au bout de trois ou quatre semaines, par le fait de l'accroissement de l'extrémité inférieure du fémur, du côté opposé à l'épingle recourbée, les extrémités de celle-ci s'écartaient et elle ne tardait pas à tomber. Je la trouvais alors au-dessous des segments, enfoncée seulement par une de ses extremités ou complètement libre. Quoi qu'il en soit, mes résultats expérimentaux étaient suffisants pour faire admettre le point de vue auquel je m'étais placé en temps que mécanisme ; et si, en interrogeant les malades, je parvenais à établir un rapport constant entre l'attitude professionnelle et le siège ou le degré de l'affection, il est bien évident que ma manière de voir était fondée. Je me contenterai de dire que, dans bon nombre de cas, ce rapport existe manifestement, et c'est le membre qui porte qui est seul ou plus particulièrement atteint. J'avais conçu le projet de dresser des statistiques, et pour cela de me transporter dans les grands ateliers, dans les fabriques, où les sujets des deux sexes travaillent debout; mais je dois dire que ce sont là des constatations très difficiles à établir, et pour plusieurs motifs. Dans tous les cas, il m'a été impossible de les réaliser. Cependant, de semblables statistiques auraient une grande importance, parce qu'elles pourraient servir à résoudre définitivement cette question et à formuler des mesures prophylactiques. »

Tout ce qui vient d'être dit explique bien la lésion articulaire, donne bien le mécanisme de sa production, mais ne donne pas entièrement la clef du problème. Nous avons dit que la fatigue, le surmenage provoquaient un trouble dans l'accroissement normal de l'articulation, et nous avons démontré que les pressions répétées sur un même point du cartilage de conjugaison expliquaient assez l'arrêt de croissance partiel de l'extrémité inférieure du radius. Maintenant, comment comprendre la rareté de cette lésion, si l'on songe au grand nombre de personnes qui font des efforts exagérés du poignet ?

Devons-nous, pour résoudre la question, nous retrancher derrière le grand mot de la prédisposition ? Tel poignet est atteint, tandis que les voisins sont indemnes, parce qu'il était prédisposé. Cela n'avance guère le problème, car il reste à démontrer en quoi consiste et surtout comment agit cette prédisposition. Est-ce en relâchant les ligaments, en rendant plus altérable la trame osseuse, ou en favorisant la contracture musculaire ? C'est ce qu'il est bien difficile de déterminer exactement. Toutefois, il semble assez naturel de penser qu'il faut quelque chose de plus qu'une simple fatigue articulaire, pour rendre compte de la déformation et de la contracture musculaire.

Pour nous, tout semblerait résulter d'une affection nerveuse.

Sans l'intervention de cet élément, comment comprendre la contracture qui paraît faire partie intégrante de la lésion. La douleur n'est pas suffisante à l'expliquer : très atténuée le plus souvent, elle n'est jamais assez violente pour réveiller et rendre permanente la contracture des muscles périphériques. Encore moins, doit-on songer à l'inflammation qu'on n'observe jamais dans cette affection. Cette contracture, cependant, est d'observation constante dans la subluxation du poignet, à tel point que, lorsqu'on est en face des malades, c'est elle qui attire tout d'abord l'attention. Seule, une lésion médullaire explique tout à la fois et la contracture et les lésions articulaires. Enfin, nous n'avons plus aucun doute sur la cause de l'altération, lorsque, chez le même individu, nous voyons les deux mains se déformer uniformément et se produire également des pieds plats ou une scoliose. Cette coïncidence entre les lésions nerveuses et les déformations articulaires pour n'être pas une règle absolue est cependant assez fréquente. C'est ainsi que souvent, sur le même sujet, on rencontre avec un pied bot, soit un spina bifida, soit une main bote, un bec de lièvre ou tout autre arrêt de développement. Blum déjà, à propos de malformations congénitales, se range à cette théorie nerveuse et reconnait que « souvent, sans vouloir subordonner l'un à l'autre la lésion articulaire à la lésion musculaire, on pourrait les rapporter à une même cause primitive, à une même influence trophique. » Un exemple frappant de ces troubles survenus dans la nutrition et le developpement régulier des organes, sous influence nerveuse, nous est fourni par un malade de Saint-Philippe.

OBSERVATION IX

(Service de M. le professeur L. Tripier)

Le nommé Jean-Louis T..., âgé de 23 ans, exerçant la profession de berger dans un village des Basses-Alpes, entre dans le service de M. le professeur Léon Tripier, le 23 avril 1884, pour un double pied plat valgus douloureux. Il n'appelle l'attention que sur cette affection, qui l'empêche de marcher, mais présente, à un examen complet, des lésions et des déformations multiples.

Il raconte qu'il y a 5 ans, sans causes connues, il éprouva de la douleur au niveau de l'articulation tibio-tarsienne gauche. Cette douleur cessa après 3 mois de traitement par le repos et les applications répétées de vésicatoires. Puis, elle reparut, il y a 2 ans, sans autre cause appréciable que la fatigue et l'humidité auxquelles l'expose sa profession de berger. Depuis lors et à plusieurs reprises, son articulation est devenue douloureuse, en même temps qu'elle se tuméfiait.

Actuellement, le pied est déformé, en valgus léger, la voûte plantaire est effacée; la saillie normale de la tête du métatarsien est diminuée ; par contre, la tête de la première phalange du gros orteil présente un durillon. Le petit orteil chevauche sur le quatrième. Les articulations tibio-tarsienne, sous-astragalienne et médio-tarsienne ne sont pas tuméfiées, ni douloureuses ; mais il existe des points sensibles à la pression, en avant de la malléole interne, à la pointe de la malléole externe et aux points correspondants de l'astragale et du calcaneum.

Le malade, examiné debout, présente le pied plat signalé, et on voit alors les fléchisseurs du gros orteil se contracter pour l'appliquer fortement sur le sol. La station debout, les pieds à côté l'un de l'autre, est pénible.

La marche détermine de la douleur dans l'articulation tibio-tarsienne, aux points sensibles à la pression, et à la plante du pied.

Atrophie très marquée des muscles de la jambe gauche. A l'exploration électrique par les courants induits, on remarque une inégalité de réaction des différents groupes musculaires de la jambe et de la cuisse. A la jambe gauche, la réaction est moindre, surtout pour les péroniers.

De même, à l'examen de la sensibilité à l'aiguille, on note une diminution dans la zone du sciatique pophité externe gauche, sur la face externe de la jambe. Une exploration plus scientifique, à l'esthésiomètre, est impossible, par suite du peu d'intelligence du malade.

Le pied droit est plat avec un valgus très léger ; mais il n'est pas douloureux.

Du côté des membres supérieurs, on est frappé de la saillie considérable de l'apophyse styloïde du cubitus. Cette déformation est symétrique. Si on l'examine avec soin, c'est une véritable subluxation du poignet en avant que l'on constate : le carpe a glissé en avant des os de l'avant-bras. Par suite, leurs extrémités inférieures, surtout celle du cubitus, sont saillantes du côté de la face dorsale.

Inversement, c'est le talon de la main qui est proéminant en avant. Mais de ce côté, la déformation est dissimulée par les tendons des palmaires tendus comme des cordes sur la dépression qui correspond à l'extrémité inférieure des os de l'avant-bras.

Le squelette de la main ne présente pas de déformation; non plus que le radius et le cubitus, qui ont conservé, au point de vue de la forme et de la longueur, leurs rapports réciproques normaux.

Les muscles extenseurs du poignet sont peu développés ; mais ils réagissent aux courants induits et leur contraction diminue la difformité. Il n'y a pas de rétraction, ni de contracture des palmaires. Le membre étant couché, au repos, sur le lit, on sent la corde, formée par les tendons de ces muscles, céder sous le doigt, sans effort.

Pendant cet examen, le malade ne manifeste pas la moindre douleur. Interrogé, il répond n'avoir jamais fait attention à la forme de ses poignets, et ne peut dire depuis quelle époque ils sont ainsi conformés. Cependant, si on lui fait faire des mouvements, on remarque qu'il ne peut mettre sa main en supination complète. Le malade est trop peu intelligent pour s'observer à ce sujet.

On note encore une acorie pupillaire double ; ses pupilles ne sont pas centrales.

Le testicule droit n'est pas descendu dans le scrotum. On le sent dans le canal inguinal, au-dessus d'une hernie inguinale réductible. Le prépuce constitue un phimosis hypertrophique.

Enfin, on constate sur tout le corps une éruption actuellement formée de petites croûtes qui reposent sur une peau rouge. Cette éruption est disposée sous forme de grandes plaques confluentes sur le tronc et les bras, plus rares sur les membres inférieurs. Cette éruption, au début, c'est-à-dire il y a un an, était humide et mouillait le linge. Elle va en s'atténuant. Les démangeaisons, d'abord vives, ont beaucoup diminué.

Les membres inférieurs sont le siège de sueurs profuses et glacées.

Etat général bon. — Urines normales.

Quelques bains amidonnés et la liqueur de Fowler, à l'intérieur, ont vite guéri l'éruption eczémateuse.

On a alors commencé le traitement du pied plat valgus par les courants continus ; mais le malade est parti trop tôt pour qu'on ait pu obtenir un résultat sérieux.

Ajoutons à cette observation que les parents, père et mère du malade, étaient consanguins, que son aïeul maternel était mort alcoolique après avoir présenté des accidents nerveux. Ces renseignements, le malade, peu intelligent n'avait pu les donner. Nous les devons à l'obligeance de notre ami M. Devars, interne des hôpitaux, qui avait eu ce malade en traitement dans une salle de médecine, et avait pu interroger les parents.

On le voit, dans ce cas la lésion nerveuse est indéniable. Il est fort probable que la nécropsie du sujet, eut permis de constater l'absence ou l'atrophie d'un ou de plusieurs des nerfs de la jambe et de l'avant-bras. (Bouvier *Dict. encycl. des sc. méd.*) Il était difficile de rencontrer un meilleur exemple de troubles nerveux provoquant des déformations articulaires sans intervention d'influences mécaniques.

D'ailleurs, notre idée de rapporter une lésion articulaire à un trouble nerveux est loin d'être nouvelle.

Dès 1831, J. K. Mitchell signalait certaines lésions articulaires consécutives à des altérations médullaires (myélite spontanée aiguë ou subaiguë, circonscrite ou diffuse) et, généralisant son observation, il n'hésitait pas à mettre les localisations rhumatismales sur le compte d'une maladie spinale. Assertion quelque peu hasardée, qui empêcha de reconnaître les bons côtés de sa théorie. Son fils, J. W. Mitchell, reprenant et continuant ses travaux, décrit des arthropathies résultant des lésions des nerfs périphériques. (*American journal of the méd. sc., Philadelphia, 1872*).

Nous ne citerons que pour mémoire les arthropathies par compression de la moelle (mal de Pott, tumeurs, etc.) Atrophie musculaire progressive, paralysie infantile, etc. Toutes ces lésions présentent des troubles concomittants pathognomoniques et ne ressemblent d'ailleurs pas à notre déformation. Il n'en est pas de même pour les arthropathies des ataxiques, qui méritent de nous arrêter un instant. Signalées pour la première fois en 1868, dans un mémoire retentissant de M. Charcot, elles sont étudiées depuis par MM. Cliffort Albutt, en Angleterre ; Mitchell, en Amérique ; Rosenthal, à Vienne ; enfin à Paris, par Ball, 1868 ; Pierret, 1870 ; Jeoffroy, 1871. Ces arthropathies sont quelquefois un symptôme précoce de l'ataxie. On peut les observer même alors que les douleurs fulgurantes sont peu nettes et que l'incoordination motrice est mal déssinée.

On voit alors très rapidement se produire des lésions graves de l'articulation, craquements, luxations, déplacements variés, et toujours on constate l'indolence de l'affection qui permet aux malades de se servir longtemps de leur jointure, alors que, il y a déjà une disparition plus ou moins considérable des surfaces articulaires.

On le voit, cette lésion pourrait, le cas échéant, se confondre avec les luxations spontanées.

Nous venons d'examiner successivement bien des arthropathies d'origine nerveuse. Quelle est celle qui offre le plus de rapports avec notre lésion ? Pouvons-nous, maintenant, déterminer la cause de la difformité ? Cette cause réside-t-elle dans une lésion intéressant les nerfs périphériques, ou, au contraire, un des centres médullaires au point déterminé servant de centre trophique à l'articulation et aux muscles? Ou bien, est-ce une myélite scléreuse simple, comme dans l'observation du pied bot varus, la seule suivie d'autopsie rapportée par Michaud? Malheureusement, pendant les deux années que nous avons passées au laboratoire d'anatomie pathologique, il ne nous a pas été possible de faire l'autopsie de cas analogues. Dans l'observation de Madelùng, l'examen histologique des muscles et de la moelle a été négligé. Nous ne pouvons dès lors que présenter cette opinion de lésion nerveuse, sans pouvoir la défendre avec certidude, mais seulement en raisonnant par analogie. Pour nous, une étude approfondie des nerfs du bras et de l'avant-bras, depuis leurs points d'émergence jusqu'à leur terminaison, arriverait à démontrer le plus ou moins fondé de l'idée que nous nous permettons d'avancer, et de soumettre à la bienveillante appréciation de nos juges.

Voici, en quelques lignes, l'exposé de l'idée que nous nous sommes faite de l'affection : *Surmenage de l'articulation du poignet en pleine croissance*, agissant comme *cause occasionnelle* et réveillant un *état d'hyperexcitabilité pathologique* de la moelle, d'où, comme conséquences :

1° *Trouble de nutrition de l'articulation* portant principalement sur l'organe le plus actif, soit le cartilage de conjugaison. Les pressions répétées agissant presque entièrement sur un même point du cartilage, c'est ce point seul dont la croissance est entravée, la voisine continuant de croître.

2° *Contracture musculaire* portant principalement

sur le groupe le plus surmené, d'où : *Position fixe du membre*, déformation graduelle et subluxation consécutive.

Telle est, à notre avis, la manière dont on peut expliquer le mécanisme de la lésion.

Sans doute, nous n'avons pas donné une démonstration rigoureuse ; mais, en pareille matière, des auteurs compétents se sont eux-mêmes servis d'hypothèses, à défaut de preuves évidentes que les faits se refusent à fournir.

ÉTIOLOGIE

Maintenant que nous avons décrit la lésion et sa pathogénie, recherchons quelles sont plus spécialement les causes favorisant son apparition et son développement.

Nous l'avons déjà dit, l'adolescence est le seul moment de l'existence où on peut l'observer. Passé le terme de croissance de l'articulation, la lésion n'a plus de raison d'être. Aussi, Madelùng est-il nettement affirmatif sur cette question. C'est à partir de la naissance jusqu'à 25 ans que la lésion est *possible*. Et cependant, fait contradictoire, Madelùng déclare ne l'avoir jamais observée avant l'âge de 13 ans. La première enfance serait-elle à l'abri de cette lésion de croissance ? A ce moment, l'accroissement de l'articulation est-il donc moins rapide et le cartilage de conjugaison moins actif que passé 13 ans? Ou bien les centres trophiques médullaires seraient-ils moins aptes à subir les influences du surmenage articulaire ? Tout cela est peu probable et la cause de cette apparente contradiction est que, jusqu'à cet âge, l'articulation n'est pas exposée au surmenage. Avant 13 ans, les travaux et les jeux de l'enfant se prêtent bien rarement à de grandes fatigues du côté du poignet. C'est la cause déterminante qui fait défaut. Et la preuve que toutes les autres causes ne sont inactives que faute d'occasion d'entrer en exercice, c'est que les articulations qui exercent à cet âge ont aussi grande tendance à subir des déformations à la suite de travaux exagérés. Ainsi, le genou et le pied, qui, dès l'enfance, sont dans la nécessité de porter le poids du corps, peuvent, à la suite de grands efforts de marche ou de station, devenir le siège de la déformation et produire un pied valgus ou un genu valgum. C'est donc bien avant la subluxation du poignet que se déclarera l'apparition des difformités du membre inférieur.

Déjà, M. Tripier déclarait, au sujet du genu valgum, que « l'affection débute plus spécialement entre trois et cinq ans, parfois un peu plus tôt, souvent de quatorze à dix-sept ans ou encore de vingt à vingt-cinq ans chez les garçons, un peu plus tôt chez les filles ».

Il insiste aussi sur ce caractère que la lésion « ne se développe que pendant la période de croissance, qu'elle ne s'accompagne pas ordinairement de phénomènes inflammatoires et qu'elle ne gêne en rien les mouvements de l'articulation. »

Cet exposé est très net et ressemble beaucoup à celui de la subluxation spontanée du poignet en avant. Si maintenant nous étudions le développement de la scoliose, nous voyons que, presque toujours, c'est à l'âge de croissance qu'elle débute : à ce moment, les positions vicieuses, attitudes penchées ou inclinées peuvent facilement devenir le point de départ de déformations permanentes de la colonne vertébrale.

Ainsi, chacune des articulations du corps est exposée à devenir le siège de déviations spontanées à un âge différent, selon l'époque de la terminaison de sa croissance, et aussi selon l'époque de son plein exercice, plus tôt pour le genu valgum, le pied varus, plus tard pour la subluxation du poignet et la scoliose. Ces deux dernières articulations étant dans l'enfance moins assujetties à la fatigue que le genou et le pied.

On le voit, le rapprochement de ces lésions, qui ont les mêmes causes et les mémes aboutissants, paraît assez naturel. A la subluxation du poignet comme aux divers troubles de croissance énumérés, sont plus particulièrement exposés l'adolescence, le sexe féminin, la classe laborieuse. Comme pour le pied valgus la difformité du poignet s'arrête avec la croissance des os, et comme dans cette dernière affection la douleur disparaît, bien que la difformité et la gêne des mouvements demeurent permanentes. Le pied valgus, le genu valgum, la scoliose et la subluxation spontanée du poignet en avant, peuvent donc être classés dans un même groupe, sous même dénomination de maladies de croissance des os.

Wolkmann, nous l'avons déjà vu, avait réuni ces affections en un même groupe. Madelung aussi, insiste sur ce rapprochement et dans la session du Congrès de Chirurgie, il n'hésite pas, en considération de cette donnée étiologique de la subluxation du poignet, à proposer le nom de Manus Valga. Ce nom nouveau de Manus Valga paraît être autorisé par le précédent de Huter, qui appelle Manus Vara une malformation congénitale du poignet. En outre, il présente cet avantage, sur le nom ancien de subluxation du poignet en avant, d'éviter toute confusion avec la luxation traumatique. Malheureusement, comme le fait remarquer De Laugenbeck, il ne peut être accepté, car les auteurs l'emploient déjà (Diffenback en particulier), pour désigner une déviation congénitale de la main, une main bote, auquel cas le poignet est déformé comme dans le pied bot, c'est-à-dire que l'axe de la main est absolument renversé en arrière. Ce double emploi de Manus Valga ne saurait donc donner lieu qu'à des erreurs.

Sans insister plus longtemps sur ce débat, signalons quelles sont, en dehors de l'âge, les autres causes prédisposantes.

Le *sexe féminin* y est plus sujet que l'autre; cela dans une proportion de 8 à 4, d'après Madelùng. La débilité plus grande de l'organisme féminin, semble en effet désigner la femme à être victime de cette affection, et rend assez compte de cette prédisposition articulaire, bien que les travaux les plus durs soient plus spécialement accomplis par l'homme.

La constitution des sujets doit également jouer ici un grand rôle. Ainsi, les constitutions débiles, molles, lymphatiques seraient plus exposées. Il ne faudrait pas toutefois exagérer la portée de cette idée, car les affections scrofuleuses des articulations ont plutôt pour effet de détruire les os que de provoquer de véritables troubles de croissance. A côté de cette prédisposition, par faiblesse constitutionnelle, on peut ranger toutes les causes locales capables d'affaiblir l'articulation, telles que : fractures des os de l'avant-bras, luxations antérieures du poignet, brûlures au niveau de l'articulation, etc., toutes causes favorisant les troubles trophiques.

Quant au *siège* de la lésion, il est variable. Voici, du reste, ce que Madelùng a trouvé, dans les cas qu'il a observés : neuf fois la lésion était unilatérale ; cinq fois à droite, quatre fois à gauche. Dans le cas où la lésion est unique, il semble donc que le côté droit soit plus prédisposé ; c'est aussi le plus fréquemment utilisé dans les travaux manuels. Enfin, deux fois les deux mains étaient prises. Dans ce cas, il eût été bien intéressant de savoir s'il y eut succession dans l'apparition de la lésion ou simultanéité. Malheureusement cette indication n'est pas donnée.

Une autre prédisposition, dont il est difficile de déterminer la valeur, c'est l'*hérédité*.

Quelle est son importance, dans l'étiologie de la subluxation du poignet?

Il est impossible de le déterminer, Madelùng n'en parle pas, et, dans notre cas, on ne peut rien relever de ce côté.

Causes occasionnelles. — Les causes occasionnelles peuvent, avons-nous dit, se résumer en une seule : le surmenage. Voyons donc, quelles sont les professions ou occupations constantes, pouvant conduire plus spécialement à cette fatigue articulaire.

A ce point de vue, la classification du mémoire de Madelùng nous paraît assez curieuse pour mériter d'être textuellement citée. Cet auteur, d'après leur genre d'occupations, divise les patients en trois catégories :

1° *Les étudiants qui, fraîchement débarqués à l'Université, s'adonnent avec trop d'ardeur à l'étude de l'escrime.*

Voici, du reste, ce qu'en dit Madelùng : « Celui qui, durant les années de ses études, s'est livré au noble maniement des armes, ou qui, plus tard, vivant dans une université a eu l'occasion de soigner les petits maux de la jeunesse académique, celui-là a pu se rendre parfaitement compte de l'état du Verpauktseins.

« Les jeunes étudiants, dont les muscles sont encore trop faibles et qui se livrent avec une ardeur immodérée, durant le premier semestre, au jeu des armes, sont exposés à ces douleurs.

« La douleur se déclare, non pas après un coup manqué, une distorsion ou une contusion de l'articulation brusquement atteinte, mais c'est insensiblement, peu à peu, après des semaines, des mois de cet exercice, que survient dans l'articulation du poignet, un état de vive sensibilité. Le plus zélé lui-même, est alors contraint au repos pendant plusieurs mois.

« Se sert-on de la main gauche pour escrimer, la même souffrance l'atteint. Seuls, le repos et le ménagement continués souvent, durant un semestre, amènent la disparition de la douleur. Bientôt, les muscles et tout l'organisme se fortifiant, toute trace de douleur disparaît. »

2° *Les jeunes filles qui jouent beaucoup du piano.*

L'affection est même assez commune dans les pensionnats où on la croit d'origine nerveuse, d'où le qualificatif de névralgie articulaire qui lui est généralement donné. Hirschberg, de Francfort-sur-le-Mein, a observé deux cas de subluxation du poignet sur deux jeunes dames qui jouaient assidûment du piano.

3° *Les blanchisseuses novices, surtout celles qui travaillent avec des compagnes plus âgées.*

Voici comment Madelung explique cette prédisposition : « A-t-on l'occasion d'observer des jeunes filles faisant leur apprentissage de laveuses, on trouve qu'il n'y en a que bien peu qui soient à l'abri de cette douleur. L'explication est trouvée si l'on observe comment sont maltraitées et tiraillées les articulations des novices lors de la torsion des grandes pièces de linge. En effet, les femmes plus exercées et plus robustes forcent constamment l'apprentie à exagérer le mouvement de flexion du poignet. Afin d'éviter cette violente douleur et pour renforcer aussi l'articulation du poignet, la plupart des jeunes laveuses se nouent une large bande autour de la partie inférieure de l'avant-bras. Mais c'est seulement lorsque les muscles du bras se sont suffisamment fortifiés à ce travail, et que ces personnes, en tordant le linge, ont appris à le bien saisir, et à l'aide des muscles fléchisseurs à résister à une trop grande extension passive, c'est alors seulement que la douleur cesse et disparaît. »

Nous ne nous ferons pas le défenseur de cette division qui peut bien trouver son explication dans la vie et les mœurs d'Outre-Rhin, mais qui paraît peu acceptable en France où les exemples d'une telle ardeur à l'escrime ou au piano doivent être d'une rareté excessive. Nous dirons donc plus simplement que la subluxation atteint presque exclusivement la classe laborieuse. Quant aux professions qui y prédisposent d'une façon plus spéciale, ce sont toutes celles qui nécessitent des tractions brusques et violentes, souvent répétées, comme en font les imprimeurs, les apprêteurs en drap en tirant sur le levier de la presse, où encore les blanchisseuses, repasseuses, lisseuses, enfin tous les manouvriers qui commencent trop jeune un pénible travail manuel.

DIAGNOSTIC

Les signes distinctifs de la subluxation spontanée du poignet sont différents, selon que le diagnostic doit porter sur le début ou sur la période d'état de la lésion. Différentes aussi sont les affections qui pourraient donner le change.

A la période de début, les signes subjectifs mal déterminés pourraient facilement en imposer, soit pour de vagues douleurs rhumatismales, soit pour l'inflammation des gaînes tendineuses de la région. Cependant, même à ce moment, la marche insolite des symptômes pourrait faire soupçonner l'affection. En effet, la persistance de la douleur, les rechutes fréquentes à la reprise des travaux, la gêne qui va toujours croissant, tandis que la souffrance diminue et disparaît, suffisent à établir la distinction avec la ténosite et le rhumatisme.

Bientôt d'ailleurs, un signe peu marqué, il est vrai, mais très important à cause de sa constance, vient fixer l'attention : ce signe, c'est la saillie anormale de l'apophyse styloïde du cubitus. Pour découvrir cette saillie, il faut faire exécuter au malade des mouvements alternatifs de pronation et de supination ; dans ce dernier mouvement, la saillie de l'apophyse styloïde disparaît sur une articulation normale, tandis qu'elle reste distincte et apparente sur le dos du poignet lors d'une subluxation même légère. Un examen attentif permet donc, au début même de l'affection, de déceler un commencement de déformation. La constatation de cette saillie anormale est un des meilleurs signes diagnostiques de la lésion. Ajoutons encore ce caractère excellent et pour ainsi dire pathognomonique, que présente une articulation sur laquelle la palpation ne révèle aucuns points douloureux, tandis que les mouvements provoquent la douleur. Enfin, les circonstances qui ont entouré l'apparition de la lésion, aideront beaucoup à fixer le diagnostic : par exemple, l'âge des malades, leur occupation journalière, etc. Malheureusement, la rareté de l'affection empêche souvent d'y songer. Et cependant, l'erreur a de graves conséquences. En effet, qu'une telle affection soit méconnue au début, qu'on attende, pour la traiter vigoureusement, que la déformation soit constituée, c'est-à-dire que l'extrémité inférieure du radius soit déformée et la maladie sera très longue à guérir, probablement même incurable.

L'absence du gonflement, rougeur, chaleur, etc., dispense de songer au rhumatisme articulaire aigu, artrite aiguë, hydarthrose, etc.

A une période plus avancée, les signes sont plus précis : mobilité compromise, extension amoindrie, déformation manifeste. Alors le déplacement est nettement reconnaissable, et comme l'articulation est peu profonde, comme il n'y a ici pour gêner la vue et le toucher, ni gonflement inflammatoire, ni surcharge graisseuse, ni surtout la crainte de faire souffrir le malade par un examen prolongé, on peut facilement se rendre compte des altérations et modifications de forme que les os ont subies. La déformation du radius, la saillie de l'apophyse styloïde du cubitus très marquée même dans la supination; enfin, l'épaisseur double du poignet, la position de la main parallèle à l'axe de l'avant-bras, mais sur un plan supérieur suffisent amplement à établir solidement le diagnostic de la lésion.

Sans insister sur ces caractères longuement décrits à l'article de la symptomatologie et de l'anatomie pathologique, voyons quelles sont les affections ou déformations qui pourraient en imposer pour une subluxation à la période d'etat et de terminaison.

Ce sont :

1° Les ostéites de l'extrémité inférieure du radius;

2° La main bote congénitale ou acquise ;

3° Les déformations de l'ataxie;

4° Les exostoses de croissance siégeant à l'extrémité inférieure du radius.

Nous allons faire en quelques mots le diagnostic différentiel de ces lésions avec la subluxation.

I. — En ce qui concerne les ostéites de l'extrémité inférieure du radius, nous signalerons les ostéites juxta-épiphysaires. Suivant qu'elles sont plus ou moins rapprochées du cartilage de conjugaison, elles peuvent amener la destruction partielle ou totale du cartilage et, par suite, un arrêt d'accroissement en rapport avec cette destruction. Lorsqu'elles sont éloignées du cartilage de conjugaison, elles exercent plutôt une irritation à distance, qui donne lieu à un accroissement partiel ou total, suivant qu'une partie ou toute l'épiphyse de l'os est le siège de l'inflammation. Viennent ensuite les inflammations scrofuleuses ou tuberculeuses qui, bien que pouvant se rencontrer sur l'extrémité inférieure de la diaphyse, affectent de préférence l'épiphyse, d'où l'invasion rapide de l'articulation.

La distinction sera facile à établir avec la luxation spontanée. En effet : 1° la déviation du poignet est surtout latérale dans l'ostéite, tandis que la latéralité est l'exception et à peine marquée dans la subluxation spontanée ; 2° les ostéites s'accompagnent de signes particuliers propres à la tumeur blanche lorsque la lésion a suffisamment évolué. Rien de semblable dans la subluxation. Enfin, comme la lésion a son point de départ dans l'os, il y a dès le début un point douloureux qui suffirait à lui seul à établir la distinction.

II. — *La main bote* (1) congénitale ou acquise se

(1) La confusion avec la main bote a dû être faite par nombre de chirurgiens, car dans une séance de la Société des sciences médicales, à l'occasion de la présentation de la malade dont nous relatons l'observa-

différencie nettement de la subluxation. Il nous suffira pour le démontrer de rappeler successivement les principaux caractères de la main bote ; on verra facilement qu'aucun d'eux ne se rencontre dans la subluxation.

Ainsi : 1° la main bote est essentiellement une déviation qui ne s'accompagne de véritable luxation que dans les degrés extrêmes de la lésion. Le contraire a lieu dans notre cas : la déviation succède à la luxation dont elle est la conséquence, mais ne la précède jamais ; 2° dans le cas de main bote, rarement le squelette est complet. On note presque toujours soit une atrophie, soit une absence des os de la première rangée du carpe. Il n'y a souvent que des vestiges du scaphoïde, du semi-lunaire et du pyramidal. Enfin, l'avant-bras et le restant du squelette

tion, M. le Dr Mollière a cru devoir faire rentrer ce cas dans la catégorie des mains botes.

Il cite à l'appui plusieurs malades qu'il aurait observés antérieurement et qui auraient présenté une lésion analogue. A ce propos, M. Tripier crut devoir prendre la parole, et nous ne saurions mieux faire que de transcrire ici la note qu'il a remise au secrétaire, car le procès verbal de la séance n'a pas encore paru.

« M. Tripier n'a pas vu les malades auxquels M. Mollière fait allusion ; par suite, il ne saurait porter un jugement sur leur compte. En ce qui concerne la jeune malade présentée par M. Gouilloud, chef de clinique, voilà près de six mois quelle est dans le service de la clinique chirurgicale. Il a donc eu le temps de l'examiner à loisir, et s'il s'est prononcé pour une subluxation spontanée du poignet en avant, ce n'est pas à la légère et sans avoir recherché ce qui a été publié à ce sujet. M. Bouvier, qui a écrit l'article main bote, dans le dictionnaire encyclopédique dit que cette affection peut être, soit congéniale, soit acquise. Dans le cas présent, il ne saurait être question de la forme congéniale, puisque c'est seulement dans ces derniers temps que la lésion s'est déclarée. Pour ce qui est de la forme acquise, l'auteur rapporte en sont mal conformés. Rien de semblable dans notre lésion ; 3° l'idée de luxation implique l'idée d'une articulation normale ayant existé avant le déplacement des os. Dans la subluxation, l'articulation a forcément existé, puisque les patients ont pu se servir de leurs mains pendant quinze ou vingt ans, sans aucune gêne.

III. — *Déformation de l'ataxie.* — Les déformations de l'ataxie, provoquant la luxation de l'articulation radio-carpienne pourraient aussi se confondre avec la subluxation spontanée. En effet, elles s'éta-

abrégé sept observations avec autopsie, empruntées à Legendre, Follin, Cruveilher, etc.

Or, dans un cas il s'agit d'une femme de soixante ans environ, qui présentait ailleurs des altérations de l'artrite sèche.

Dans un autre cas, le cubitus mesure 0 m. 04 cent. plus que le radius : il s'agit d'une fille de 36 ans, aliénée et épileptique.

Dans un troisième cas, il s'agit également d'une fille de 36 ans, le cubitus s'articule seul avec l'humérus qui est très petit, la tête, le col et la tubérosité bicipitale du radius sont déformés.

Dans un quatrième cas, il n'est pas fait mention de l'âge, il est dit seulement que le radius est déformé à son extrémité inférieure.

De plus, tous les muscles sont atrophiés. Dans un cinquième cas, pas de mention relativement à l'âge.

Quant aux deux derniers cas, ils présentent en même temps de l'atrophie du membre supérieur du même côté. Un de ses sujets avait 40 ans.

Quant à l'autre, il avait 16 ans environ. Ce serait donc le cas qui rentrerait dans la catégorie des faits de Madelùng ; mais il avait une hémiplégie remontant à la première enfance. D'un autre côté, dans la séance dn Congrès des chirurgiens allemands, où Madelùng fit sa communication, Hutter et Langenbech prirent la parole, mais ce fut pour adopter une dénomination qui empêchât de confondre l'affection en question avec la main bote. Enfin, Wolkmann la considère comme une affection congéniale.

M. Tripier a aussi parlé d'une déformation du poignet, résultant d'une blissent *à une période peu avancée de la maladie*, sans réaction inflammatoire, sans chute, ni violence. « L'absence de fièvre, de rougeur et de douleur, dit M. Charcot, paraît être un caractère à peu près constant de cette lésion. »

Ces caractères symptomatiques se rapprochent beaucoup de ceux qui accompagnent la subluxation. Cependant, la confusion ne sera plus possible, si l'on songe à la rareté de la localisation au poignet de l'artropathie ataxique, à la brusquerie de l'apparition de la lésion, à l'absence absolue de douleur, enfin à tous les troubles médullaires qui ne peuvent tarder à imposer le diagnostic.

lésion de la diaphyse et de l'épiphyse, et il a montré comment on peut interpréter ces cas, selon qu'il s'agit d'une irritation à distance ou, au contraire, d'une lésion de l'épiphyse, d'où, allongement, dans un cas et raccourcissement dans l'autre. Ces déformations ont été reproduites expérimentalement par M. Ollier.

M. Léon Tripier a cité également des cas où une tumeur, soulevait les muscles et inclinait la main d'un côté ou de l'autre. Les cicatrices de brûlure ou autres, agissent de la même façon, mais ce sont des processus différents qu'il faut se garder de confondre.

En réponse à M. Mollière, qui parle d'un allongement du radius, M. L. Tripier montre que chez sa malade il n'y a pas de raccourcissement, car l'apophyse styloïde descend à cinq ou six millimètres au-dessous de l'apophyse styloïde du radius ; ce qui pourrait faire croire qu'il y a raccourcissement, c'est que la main est placée en pronation complète.

Dans cette situation, il faut savoir que, même à l'état normal, l'extrémité inférieure du radius est sur un plan plus antérieur que celle du cubitus, dont la petite tête fait une saillie d'autant plus accusée en arrière. Si la malade pouvait placer la main dans la supination complète, il serait facile de voir que les deux apophyses styloïdes se trouvent sur la même ligne. A ce propos, M. L. Tripier rappelle que, étant professeur de médecine opératoire, il a démontré que le radius effectue alternativement un mouvement de descente ou d'ascension, suivant que la main est placée dans la pronation ou dans la supination. Il se basait sur ce

IV. — *Exostoses de croissance.* — Les exostoses de croissances siégeant à l'extrémité inférieure du radius peuvent, en déformant l'articulation radio-cubitale, en imposer pour une subluxation spontanée. En effet, ces déformations, dont les caractères cliniques ont été si bien étudiés dans la thèse inaugurale de M. le professeur Soulier (Paris, 1864) se développent le plus souvent sans douleur, toujours pendant la période de croissance de l'os, pour s'arrêter à vingt-cinq ans, sans que l'état général ne présente jamais rien à noter, sans antécédents scrofuleux, comme sans traumatisme. Seulement, hâtons-nous de le dire, ces déformations, le plus souvent multiples, presque toujours symétriques, n'atteignent

qui se passe dans la désarticulation du coude, alors que l'on veut entrer à plein tranchant dans l'articulation huméro-radiale. Les commençants qui, après avoir taillé le lambeau antérieur maintiennent le membre en supination, essayent vainement de pénétrer dans l'articulation, tandis qu'en plaçant l'avant-bras dans la pronation on peut entrer à plein tranchant avec une lame de quatre millimètres d'épaisseur.

Après cela, il n'est pas étonnant que les chirurgiens aient toujours soutenu que l'apophyse styloïde du radius descend plus bas que celle du cubitus; c'est qu'on a l'habitude, en clinique, d'examiner la main en pronation, et d'autre part, on comprend très bien que certains anatomistes aient pu dire que les apophyses styloïdes du radius et du cubitus sont sur la même ligne, c'est qu'ils prenaient leurs mesures sur un membre placé en supination

En fait, les premiers avaient raison et les seconds n'avaient pas tort, il fallait seulement tenir compte des conditions dans lesquelles les uns et les autres avaient observé.

Pour conclure, M. L. Tripier ajoute que, si le radius était allongé chez sa malade, il pourrait encore faire saillie par en haut. Or, il n'existe rien d'anormal du côté du coude. En réponse à M. Mollière, qui admet que le corps du radius et recourbé, autrement dit, que l'espace inter-osseux est augmenté, M. Tripier se contente de dire, qu'il est facile de vérifier le contraire chez sa malade.

guère plus de la grosseur d'une noisette, et ne doivent provoquer que bien rarement la luxation, puisque, dans les vingt-six observations recueillies par M. Soulier, cette complication n'est pas signalée. En outre, elles ont très rarement pour siège les extrémités des os de l'avant-bras. Enfin, c'est sur l'extrémité de la diaphyse, et non sur l'épiphyse, qu'on les observe le plus souvent.

Le trouble de croissance de l'extrémité inférieure du radius, dans la subluxation, ne saurait donc se confondre avec une *exostose ostéogénique*.

PRONOSTIC

Le pronostic est généralement assez sérieux, car les malades, trompés par la bénignité des symptômes, ne viennent le plus souvent trouver le médecin qu'après plusieurs mois d'attente et lorsque la déformation est constituée. Il suffit dès lors d'un peu d'attention pour voir qu'il en résulte un grand trouble dans les usages de la main, de la gêne et de la maladresse dans les travaux journaliers. Si, d'un autre côté, on songe que l'affection atteint principalement la classe ouvrière, on comprend quelles conséquences fâcheuses résultent d'une impotence fonctionnelle plus ou moins complète.

L'analyse des observations tendait à démontrer que la gravité de la lésion est fort différente selon les cas.

A un premier degré, le pronostic n'est fâcheux qu'au point de vue esthétique. Dans ces cas, la déformation assez faible pour ne s'accompagner d'aucune incommodité subjective et ne mettant aucun obstacle aux divers emplois des patients passe souvent inaperçue des individus qui en sont porteurs. Dans ce cas, la déformation est toujours suivant le type de subluxation spontané déjà décrit. Visiblement, l'apophyse styloïde du cubitus fait sous la peau une saillie beaucoup plus prononcée qu'à l'état normal. En réalité, les rapports entre la surface articulaire radiale et les os du poignet sont modifiés.

Toutefois, nous le répétons, la forme seule est menacée.

Il est un degré plus accentué dans lequel la douleur a pu exister ou existe même encore, mais où le déplacement n'est pas très considérable. Dans ces cas, l'organisme entier se fortifiant, les muscles extenseurs résistent mieux à l'action trop énergique des fléchisseurs, et le poignet, malgré sa déformation irrémédiable, recouvre la plus grande partie de ses mouvements. Le pronostic sera donc assez défavorable, au point de vue de la forme, mais sera toujours peu sérieux au point de vue fonctionnel, puisque dans ces conditions il est démontré que l'affection s'arrête et ne conduit pas à l'impotence.

Reste un troisième degré, que l'on peut considérer comme typique au point de vue de la déformation qui ferait croire à une ancienne fracture du radius non réduite. Dans ces cas, heureusement exceptionnels, les mouvements sont devenus très difficiles, sinon impossibles, au moins pour certains d'entre eux, et quoi qu'on fasse, dans l'état actuel de la science, la guérison ne peut être espérée.

TRAITEMENT

Les divers modes de traitement institués jusqu'à ce jour sont restés sans action définitive sur la subluxation spontanée du poignet. Les tentatives cependant sont nombreuses et les méthodes variées. Tantôt, on a essayé de réduire la subluxation spontanée, comme on le fait, pour une luxation traumatique, et de maintenir cette réduction par des appareils. Il suffit de se rappeler la déformation des os du poignet, lors de subluxation, pour comprendre l'échec de cette méthode : « En effet, dit Madelung, une réduction prompte, violente de la main est, dans ce cas, tout aussi impossible que la guérison du pied plat, par une reposition brusque des os du tarse.

« Aussi, parmi les chirurgiens qui ont réussi à opérer la réduction, aucun n'a-t-il pu parvenir à maintenir la main dans sa reposition. »

Bégin n'indique aucun mode de traitement.

Malgaigne ne parle pas non plus du traitement. Il a dû cependant tenter la réduction, car il mentionne que, dans son cas, la luxation était irréductible.

Dupuytren, Nélaton indiquent, sans y insister, la ténotomie comme moyen de réduire ces luxations.

Busch opère la réduction avec anesthésie, et fixe ensuite la main en flexion palmaire, sans obtenir aucune amélioration.

La ténotomie qu'il tente échoue également. En effet, ayant opéré la section sous-cutanée du fléchisseur cubital du carpe et du long palmaire, il opère la réduction. La subluxation continue à augmenter graduellement.

Weber, dans le même cas, ayant constaté l'inutilité des appareils plâtrés pour maintenir la réduction, eut recours à une machine qui, au moyen de tracteurs élastiques, devait remplacer l'action de la main. — Cette machine est même reproduite dans ses ouvrages. — Il affirme que, par ce moyen, la réduction fut parfaitement réalisée. Plus tard, il eut l'occasion de retrouver la même malade dont la lésion s'était reproduite.

Madelung rapporte qu'il a vu traiter cette affection par les médications les plus variées : d'abord, les antiphlogistiques, puis les douches de vapeur, l'électricité, etc. Tous ces traitements ont échoué.

Pour lui, s'appuyant sur la pathogénie de l'affection, il pense que, « on employerait avec plus de raison des moyens curatifs, qui auraient pour but une transformation graduelle des parties déformées du poignet. On devrait, par la pression, faire disparaître les hyperostoses, tandis qu'on mettrait, pendant une durée de temps assez considérable, d'autres sections des surfaces articulaires à l'abri de cette même pression. Des bandages plâtrés, immobilisant longtemps la main dans la flexion dorsale, répondraient à ce but. Mais à l'exécution de ce procédé s'opposent de graves difficultés, et ce n'est que dans un seul cas qu'il a pu employer strictement et jusqu'à guérison un traitement de ce genre. Plusieurs autres patients renoncèrent au traitement après avoir porté pendant quelques mois des appareils plâtrés. La patiente qui s'est soumise à ce traitement le plus longtemps était Marie Herchenbach. Sa main droite, pendant 6 mois, a été fixée en diverses positions par des bandages plâtrés ; de plus un traitement par les douches et des exercices méthodiques fut institué. Finalement, la patiente elle-même se crut suffisamment améliorée. Elle put, de nouveau, employer utilement sa main droite à des travaux aisés, sans ressentir de douleur. Quant à la déformation, elle n'avait pas changé ».

Découragé par cet insuccès relatif, et constatant que la gêne du poignet n'est jamais un obstacle formel aux travaux manuels, Madelung renonça dans la suite à tout traitement curatif, et il borna son intervention à conseiller d'éviter soigneusement les mouvements du poignet, surtout s'il s'agit de travaux exigeant une forte flexion palmaire. De plus, il fortifie le bras par des exercices méthodiques. Enfin, à quelques patients, il a procuré un soulagement réel en leur recommandant le port d'une capsule, bien adaptée à la forme du poignet. Celle de Schalleder, par exemple, qui se lace et qui présente cet avantage de ne pas remonter vers l'avant-bras, grâce à un cordon passant entre le pouce et l'index. Ce bandage permet aux malades de se livrer aux occupations les plus indispensables, tout en s'opposant aux mouvements trop étendus de l'articulation du poignet.

Depuis Madelüng, il n'est plus question dans les auteurs de la subluxation du poignet.

M. Tripier, se plaçant au même point de vue de la pathogénie, tente de nouveau, avec quelques modifications personnelles, le traitement par l'immobilisation. Il applique un bandage silicaté comprenant la main et l'avant-bras : ce bandage une fois fait, il opère une section circulaire au niveau du poignet, en ayant soin d'enlever une tranche de 1 centimètre à 2 centimètres sur la face dorsale pour permettre la flexion dans ce sens. Ceci fait, il adapte, à chacune des parties du bandage, des crochets recourbés en sens inverse et placés à la face dorsale. Avec une bande de caoutchouc, on rapprochait à volonté les crochets, et par suite, on produisait l'extension forcée de façon à comprimer davantage le bord postérieur du radius. Par suite, la partie antérieure de cet os ne devait plus être soumise aux pressions, ce qui remplissait l'indication.

En définitive, c'est un appareil analogue à ceux que Blanc, l'orthopédiste bien connu de Lyon, a fait connaître pour les pieds bots, etc.

La jeune malade, a été soumise à ce traitement pendant trois mois.

Elle a été examinée plusieurs fois pendant ce temps, sans que l'on trouve un changement, au point de vue de la douleur ou de la déformation. C'est assez dire que ce traitement n'est pas efficace.

On pourra objecter, qu'il n'a peut-être pas été suivi assez longtemps, car il faut tenir compte de la croissance pour rétablir le niveau articulaire ; mais si ce traitement devait être véritablement efficace, on ne comprend pas que la douleur ait persisté puisque l'appareil ligamenteux et musculaire est relâché dans cette position.

Se plaçant à ce dernier point de vue, M. Tripier a voulu tenter ici les tractions continues, de la même façon qu'on le fait pour la hanche dans la coxalgie, de manière à replacer l'axe de la main, par rapport à celui de l'avant-bras, dans les conditions normales et à rétablir l'équilibre musculaire. Dans ce but, il a commencé par placer un bandage silicaté sur le membre fléchi à angle droit dans l'articulation du coude ; ce bandage remontait à la partie moyenne du bras et s'arrêtait en bas du niveau du poignet.

Sur ce bandage, il a fixé une grande attelle en fil de fer, recourbée en avant, à une certaine distance de l'extrémité des doigts, de façon que la main est logée dans cette attelle dont les extrémités sont à la face palmaire et dorsale de l'avant-bras.

Pour avoir une prise suffisante sur la main, M. Tripier prend un morceau de sparadrap de Diachylon, large de trois travers de doigt environ et de vingt-cinq à trente centimètres de longueur. L'extrémité qui doit correspondre aux doigts est repliée et arrêtée avec une ganse et un bouton, comme on le fait, du reste, pour la traction des membres inférieurs. Pour la partie supérieure, cette bandelette est divisée en deux jusqu'au point qui doit correspondre à l'articulation carpo-métacarpienne environ. Il est préférable de diminuer un peu la largeur des deux petites bandes latérales et de faire une section oblique jusqu'à leur point d'union avec la bandelette principale. De cette façon, elles s'adaptent mieux. Ces deux bandes, bien placées en avant et en arrière, on les fait tenir par un aide, on prend chacune des bandelettes résultant de la division, et on les passe autour du poignet en forme de spirale, s'enchevêtrant entre elles, comme cela a encore été indiqué pour le membre inférieur d'après la méthode américaine. Pour maintenir ces bandelettes, on fait un bandage roulé à partir de la racine des doigts jusqu'au poignet avec une bande de flanelle.

L'appareil ainsi disposé, il a suffi de passer des tubes à drainage en caoutchouc dans les coulisses que présentent les bandelettes en avant, et prenant un point d'appui sur l'attelle en fil de fer, on peut agir plus ou moins sur la bandelette inférieure ou sur la bandelette supérieure, autrement dit faire de l'extension directe ou avec flexion dorsale, de même incliner la main du côté radial ou du côté cubital. Dans notre cas, c'est du côté cubital, en même temps, que l'on a fait de la traction directe avec un peu d'extension.

Immédiatement, on a vu la déformation s'atténuer. Il est vrai que la malade n'a pas pu tolérer un degré de traction considérable; il a fallu relâcher le lendemain; mais, à partir de ce moment, non seulement il y a eu amélioration dans la forme, mais, et c'est là le point important, disparition de la douleur soit spontanée, soit à la pression sur la face dorsale.

Au bout d'une dizaine de jours, M. Tripier a essayé d'agir plus énergiquement avec une bande de caoutchouc passée sous le talon de la main et assujettie sur l'attelle en fil de fer du côté de la face dorsale ; de cette façon, il remédiait absolument à la subluxation.

Malheureusement, sur ces entrefaites, il s'est produit de l'érythème sous l'influence de lemplâtre de Diachylon ; il a fallu défaire l'appareil. Dès que l'état de la peau le permettra, M. Tripier compte reprendre les tractions avec la bande de flanelle seule, en cousant les différents tours, pour donner plus de solidité au bandage, comme cela a encore été employé au membre inférieur.

Nous regrettons de ne pouvoir juger définitivement ce traitement, d'après les données de la méthode américaine (1).

Malgré cela, nous croyons que ce qui s'est passé autorise à préconiser vivement ce moyen de traitement, alors surtout que tous les autres proposés antérieurement ont échoué. A l'avenir de juger.

Ajoutons que M. Tripier a fait continuer pendant tout ce traitement les courants continus, le pôle positif sur la région cervicale, le pôle négatif sur le plexus brachial d'abord, puis sur le bord externe de

(1) Nous sommes heureux de pouvoir dire qu'il s'est produit une véritable amélioration chez la malade, bien qu'on ait été obligé de suspendre les tractions, comme il a été dit, à cause de l'état de la peau. En changeant le pansement de la malade, il y a deux jours, M. Tripier faisait constater à sa clinique que, non seulement il n'y avait plus de douleur, mais que la déformation avait en partie disparu.

l'humérus à trois travers de doigt de l'extrémité inférieure de l'humérus sur le point d'émergence du nerf radial à sa sortie de la gouttière de torsion.

Autrement dit, M. Tripier se proposait d'agir avec des courants descendants pendant huit ou dix minutes, puis on terminait par quelques transpositions de courants ou intermittences.

En outre, cette malade a été soumise à un traitement général ; huile de foie de morue, régime tonique et reconstituant.

S'il s'agit véritablement de troubles en rapport avec la croissance des os, cette dernière précaution est tout naturellement indiquée. Quant aux courants continus, tels que les prescrit M. Tripier, ils trouvent leur raison d'être dans l'antagonisme qui existe entre les fléchisseurs et les extenseurs et particulièrement dans ce fait dont M. Tripier a pu se rendre compte directement : c'est que l'on peut replacer la main dans la position normale, en saisissant vigoureusement l'avant-bras d'une part, la main de l'autre, et en cherchant à réduire. La malade souffre, mais les fléchisseurs cèdent. Il s'agit donc de contracture et non de rétraction, ce qui doit faire rejeter la section tendineuse et insister sur l'électrisation par les courants continus, et les tractions si l'on se place au point de vue des données généralement admises.

CONCLUSIONS

I. — La subluxation spontanée du poignet en avant est une affection dont les symptômes, la marche et la terminaison sont caractéristiques.

II. — Elle ne s'observe pas en dehors de la période de croissance du squelette.

III. — Elle paraît plus fréquente chez les filles que chez les garçons.

IV. — Elle serait provoquée par le surmenage. Peut-être faut-il faire une part à l'élément nerveux ?

V. La Déformation par elle-même est caractéristique et se distingue des autres affections du poignet.

VI. — Elle n'entraîne pas l'impotence absolue du membre, mais seulement une gêne plus ou moins considérable des mouvements.

VII. — Traitée de bonne heure, cette affection pourra s'arrêter. A une période avancée, tous les moyens mis en usage jusqu'ici ont échoué.

Lyon. — Imprimerie Nouvelle, rue Ferrandière, 52.

EXPLICATION DE LA PLANCHE

Fig. 1. — Subluxation du poignet, vue de profil, côté cubital. Saillie considérable du cubitus.

Fig. 2. — Subluxation, vue de profil du côté radial.

Fig. 3. — Subluxation, vue par la face dorsale du poignet.

Fig. 4. — Coupe d'une articulation radio-carpienne normale.

Fig. 5. — Coupe, passant par la tête de l'os crochu et la cavité articulaire du semi-lunaire, lors de subluxation du poignet. Déformation de l'extrémité inférieure du radius.

Fig. 6. — Coupe, partageant l'extrémité inférieure du cubitus en deux parties égales. Luxation complète du cubitus.

EXPLICATION DE LA PLANCHE

Fig. 1. — Subluxation du poignet, vue de profil, côté cubital. Saillie considérable du cubitus.

Fig. 2. — Subluxation, vue de profil du côté radial.

Fig. 3. — Subluxation, vue par la face dorsale du poignet.

Fig. 4. — Coupe d'une articulation radio-carpienne normale.

Fig. 5. — Coupe, passant par la tête de l'os crochu et la cavité articulaire du semi-lunaire, lors de subluxation du poignet. Déformation de l'extrémité inférieure du radius.

Fig. 6. — Coupe, partageant l'extrémité inférieure du cubitus en deux parties égales. Luxation complète du cubitus.

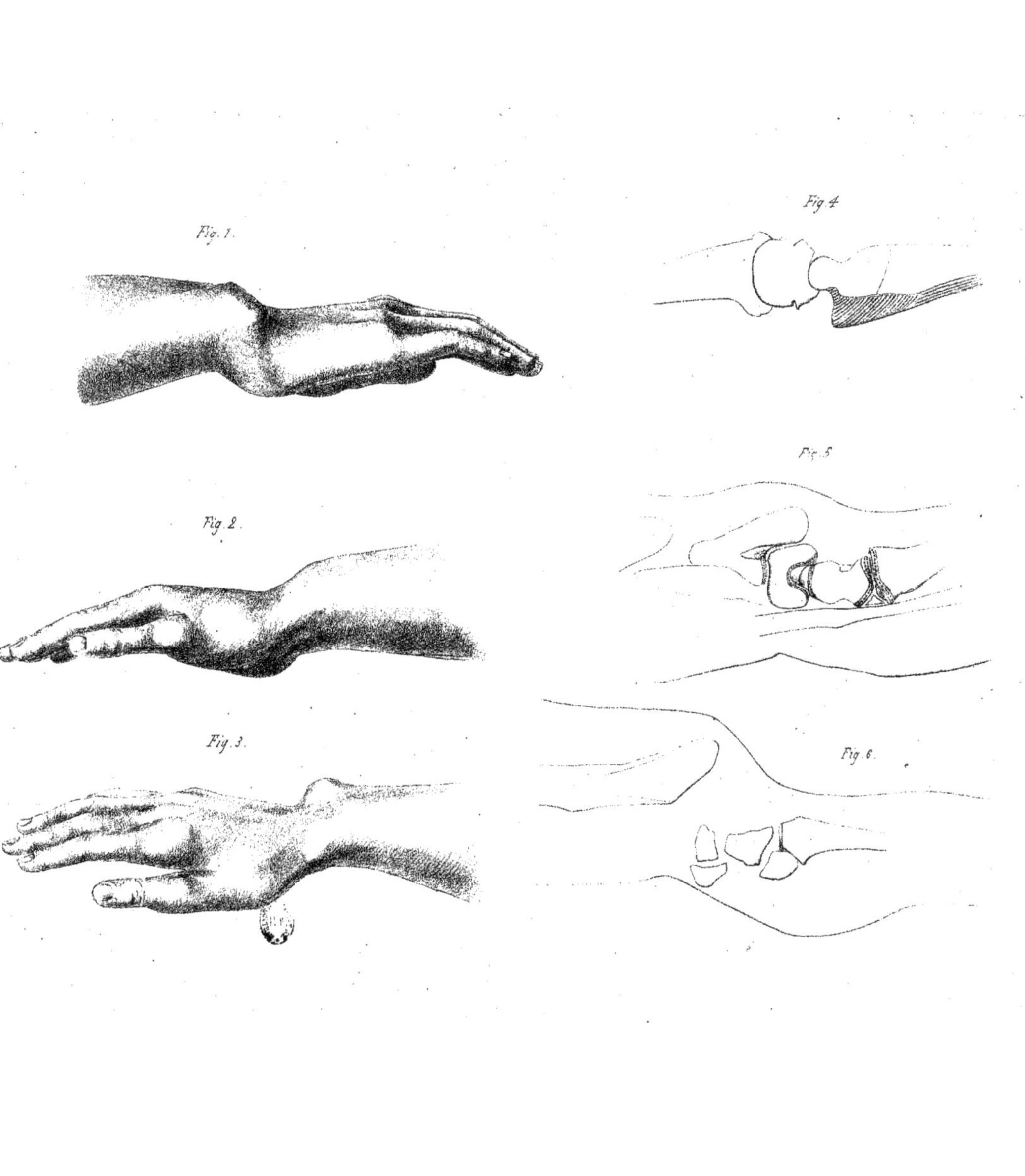
Fig. 1.
Fig. 2.
Fig. 3.
Fig. 4
Fig. 5
Fig. 6.

Lyon. — Imprimerie Nouvelle, rue Ferrandière, 52

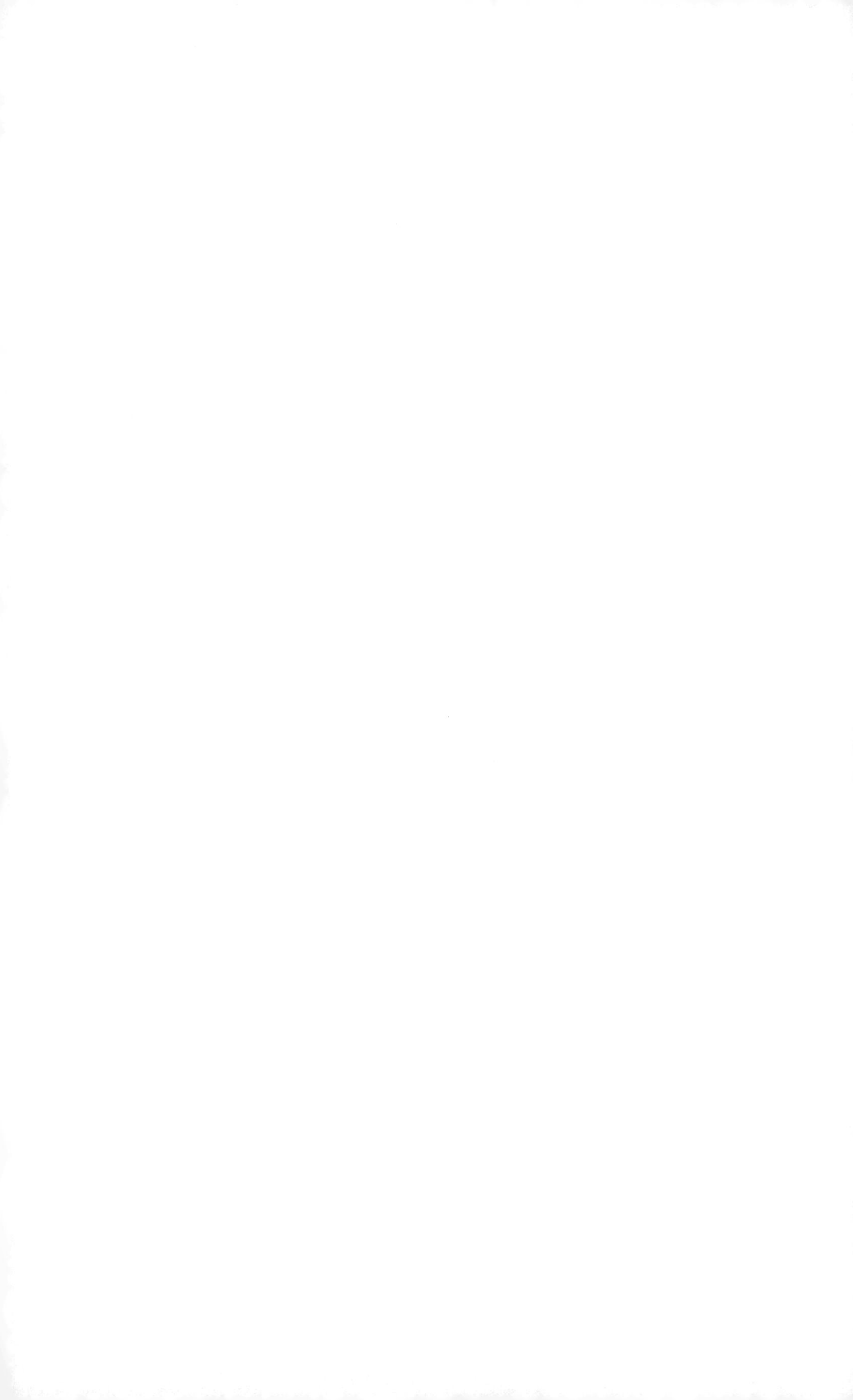

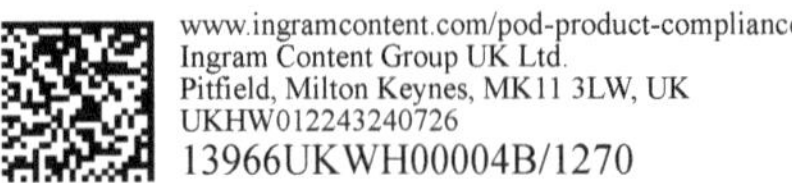
www.ingramcontent.com/pod-product-compliance
Ingram Content Group UK Ltd.
Pitfield, Milton Keynes, MK11 3LW, UK
UKHW012243240726
13966UKWH00004B/1270

9 782013 546553